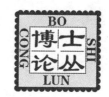

急性白血病相关miRNA调控功能研究

Research on regulatory function of acute leukemia associated miRNA

郑育声 著

中国科学技术大学出版社

内容简介

本书展现了急性白血病两种类型 ALL 和 AML 相关的 miRNA 表达谱,筛选了目前已初步鉴定与疾病发生相关的一些重要 miRNA,还揭示了 miR-100 在参与 AML 发病过程中通过调控 RBSP3 发挥的致癌作用通路。本书共 5 章,包括白血病、miRNA 的研究、研究 miRNA 表达谱的方法、miRNA 调控参与 B-ALL 发生、miRNA 调控参与 AML 发生。

本书既可作为高等学校生物及医学相关专业学生的研究生教材,也可作为生物及医学类学生的教学参考书。

图书在版编目(CIP)数据

急性白血病相关 miRNA 调控功能研究/郑育声著. ——合肥:中国科学技术大学出版社,2016.1
ISBN 978-7-312-03783-2

Ⅰ. 急… Ⅱ. 郑… Ⅲ. 白血病—急性病—基因表达调控—研究 Ⅳ. R733.71

中国版本图书馆 CIP 数据核字(2015)第 193926 号

出版 中国科学技术大学出版社
　　　安徽省合肥市金寨路 96 号,230026
　　　http://press.ustc.edu.cn
印刷 合肥市宏基印刷有限公司
发行 中国科学技术大学出版社
经销 全国新华书店
开本 710 mm×1000 mm　1/16
印张 13.75
字数 270 千
版次 2016 年 1 月第 1 版
印次 2016 年 1 月第 1 次印刷
定价 36.00 元

前　言

20世纪90年代初,Lee和Wightman等通过在线虫中分析发育时间突变体首次发现了MicroRNAs(miRNAs)。然而直到2001年后,才出现了集中研究这些调控性RNAs的专门领域,随后科学家们在线虫、果蝇和哺乳动物中鉴别出大量内源表达的小RNAs。在此后的10年里,miRNA生物学研究获得了令人瞩目的成果,取得了飞速的发展。我们现在已经知道哺乳动物基因编码了300种保守的miRNA基因,高通量测序研究发现了1000个以上的另外的位点能够生成与miRNAs结构上相似的小RNAs。尽管如此,在哺乳动物各类小RNAs中,miRNA似乎在疾病表型中起着独特的重要作用。

急性白血病是造血系统的恶性肿瘤,是造血细胞的某一系列在骨髓中恶性增生,并进入血流浸润各组织器官,引起的一系列临床表现。与其他疾病相似,白血病往往是由于对生理和病理应激做出的异常或不适当的反应所致。在过去的10年里,大量的研究揭示了部分miRNAs参与调控了这些情况下的细胞行为,如一些miRNA起癌性基因或抑癌基因作用,其变异导致细胞发育异常或产生癌变。这些发现引起了全世界的关注,有关miRNA研究的发展快速而惊人。

本书包括了白血病的分型、miRNA的起源和特性以及分析方法,包括生物信息学和传统实验操作方法,并记录了miRNA在急性白血病发生过程中发挥作用的研究成果。初学者可以通过此书充分了解miRNA在白血病中的功能研究。

迄今为止，尚未有一本能够对白血病相关的miRNA生物学功能研究进行详尽介绍的书籍出版。本书记载了近些年来有关miRNA在急性白血病发生中的研究结果，展现了miRNA在白血病发生中的"多才多艺"，让读者更好地了解到当前所面对的还没解决的问题和技术挑战，期待在未来的研究中出现更多、更大的发现，并提出更多重要的原理法则。

由于miRNA在急性白血病中的功能相当复杂，目前领域的研究还处于不断探索的过程中，加之编者所涉及领域有限，在本书的编撰过程中难免有不妥和疏漏之处，恳请读者提出宝贵意见，以利于不断修改和完善。

本书的编撰和出版工作得到了中山大学陈月琴教授、海南大学李东栋教授和中国科学技术大学出版社的大力支持和无私帮助，在此作者表示由衷的感谢。

郑育声

2015年3月

目 录

前言 ··· (i)

第1章 白血病 ·· (1)
  1.1 白血病简介 ·· (1)
  1.2 白血病的类型 ·· (2)
  1.3 白血病的流行病学及存在问题 ································ (7)

第2章 miRNA 的研究 ·· (11)
  2.1 miRNA 的发现 ··· (11)
  2.2 miRNA 的生物起源 ·· (11)
  2.3 miRNA 作用机制 ·· (13)
  2.4 miRNA 特性 ·· (16)

第3章 研究 miRNA 表达谱的方法 ································· (31)
  3.1 寻找 miRNA 的方法 ······································· (31)
  3.2 寻找 miRNA 靶基因的方法 ································· (36)

第4章 miRNA 调控参与 B-ALL 发生 ······························ (40)
  4.1 ALL 相关的 microRNA 的挖掘 ······························ (40)
  4.2 miR-155 促进急性 T 淋巴细胞系(Jurkat)增殖和凋亡 ············ (67)
  4.3 miR-509 调控 RAB5C 抑制人前-B 急性淋巴细胞性白血病 ········ (69)
  4.4 miR-142-3p 通过糖皮质激素受体-α 和 cAMP/PKA 通路在 T-ALL 中发挥致癌作用 ··· (77)
  4.5 miR-125b-1 调控参与 ALL 发生 ····························· (87)

第5章 miRNA 调控参与 AML 发生 ································ (90)
  5.1 miR-100 参与 AML 细胞的分化和增殖 ······················· (92)

5.2 miR-181b 在急性髓性白血病多药耐药中的作用机制 …………… (112)
5.3 miR-29b/AF1q/CD44 作用轴调控急性髓性白血病多药耐药性的机制
研究 …………………………………………………………………… (125)
5.4 肿瘤抑制因子 miR-34a 靶向 PD-L1 在急性髓性白血病细胞中发挥潜在的
免疫治疗作用 ………………………………………………………… (146)
5.5 miR-17 参与调控核心结合因子(CBF)急性髓细胞性白血病的
RUNX1-miRNA 机制 ………………………………………………… (156)
5.6 miRNA 在白血病治疗中的潜在价值 ………………………………… (167)

附录 1 缩略词表(一) ……………………………………………………… (169)

附录 2 缩略词表(二) ……………………………………………………… (171)

附录 3 常用试剂配方 ……………………………………………………… (172)

附录 4 研究材料和实验方法 ……………………………………………… (176)
  F4.1 研究材料 …………………………………………………………… (176)
  F4.2 实验方法 …………………………………………………………… (180)
  F4.3 使用的数据库和软件 ……………………………………………… (186)

参考文献 …………………………………………………………………… (188)

第 1 章 白 血 病

1.1 白血病简介

白血病(Leukemia)是一种造血组织的恶性疾病,是一组高度异质性的恶性血液病,俗称"血癌"。正常情况下,造血干细胞可分为定向髓红系干细胞和淋巴系干细胞。髓红系干细胞可分化为红细胞的红系干细胞,又可分化为粒细胞和单核细胞的粒-单核干细胞系,还可分化为血小板的髓系干细胞系(见图1.1)。白血病是某一类型的血液细胞分化成熟障碍并在骨髓或其他造血组织中的肿瘤性增生,有明显的质(形态和功能)和量的异常,并广泛浸润体内各器官、组织,抑制正常的造血功能,使各个脏器的功能受损,临床上出现不同程度的贫血、出血、发热及肝脾、淋巴结肿大等症状和体征[1]。

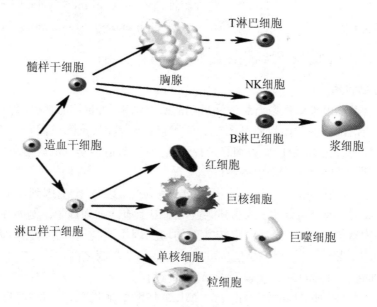

图 1.1 造血干细胞分化过程示意图

1.2 白血病的类型

1.2.1 按病程缓急和细胞分化程度分类

依据病程缓急和细胞分化程度，可将白血病分为急性及慢性两大类。急性白血病(Acute Leukemia, AL)病程急，自然病程一般仅几个月。骨髓及周围血中以异常原始及早期幼稚细胞为主。慢性白血病(Chronic Leukemia, CL)病程较缓慢，自然病程一般为数年。骨髓及周围血中以异常的成熟细胞为主，伴有幼稚细胞[2]。

1.2.2 按白细胞形态和生化特征分类(Franch-Alnerican-Britain, FAB 分型)

根据白细胞形态和生化特征，急性白血病分为急性淋巴细胞性白血病(Acute Lymphoblastic Leukemia, ALL)和急性髓细胞性白血病(Acute Myeloblastic Leukemia, AML)两大类。慢性白血病分为慢性淋巴细胞性白血病(Chronic Lymphocytic Leukemia, CLL)、慢性粒细胞性白血病(Chronic Myeloid Leukemia, CML)、慢性粒单核细胞性白血病(Chronic Myelomonocytic Leukemia, CMML)。

1.2.2.1 急性淋巴细胞性白血病

1. 发病机理

根据有关淋巴细胞性白血病发病机制的研究结果，可推测有两种，即获得性遗传损伤可激活细胞的初始致癌基因或灭活肿瘤抑制基因(抗癌基因)；二者均可导致肿瘤监控能力丢失，使白血病细胞失控性增殖，这些遗传学上的改变可以为点突变、基因扩增、基因缺失或染色体易位。

染色体易位在许多白血病中可以见到。易位可隐藏一个基因到新的位置，使新的初始致癌基因变为启动子或在其他独特基因上成为增强因子。例如在 t(8;14) 这个染色体易位上，免疫球蛋白重链基因的增强因子是与 MYC 基因接近的并列成分，导致 Burkitts 淋巴瘤。易位也可以发生在两个基因之内，导致基因重排和嵌合蛋白，如在 ALL 和 CML 上发现的 t(9;22) 易位。

混合白血病(Mix Linge Leukemia, MLL)基因重排和 11q23 异常可以发生在淋巴系和髓系白血病，如 Ph 染色体可以在 Ph 染色体阳性 ALL 的髓系或红细胞系的早期细胞中检出提示在 ALL 患者,除淋巴系统外可累及多系造血干细胞。

2. 形态学分型

国际通用 FAB 分型,即按照细胞大小、核浆比例、核仁大小及数目、胞浆嗜碱程度将急性淋巴细胞性白血病分为 L1～L3 三型。小儿 ALL 以 L1 型最多见,约占 70%,L2 型约占 25%,L3 型仅占 0～4%。

第一型(L1):原始和幼稚淋巴细胞以小细胞(直径<12 μm)为主,核圆形,偶有凹陷与折叠。染色质较粗,结构较一致,核仁少而小,不清楚,胞质少,轻或中度嗜碱。过氧化物酶或苏丹黑染色阳性的原始细胞一般不超过 3%。

第二型(L2):原始和幼稚淋巴细胞以大细胞(直径可大于正常小淋巴细胞 2 倍以上,>12 μm)为主,核形不规则,凹陷和折叠可见。染色质较疏松,结构较不一致,核仁较清楚,一个或多个;胞质量常较多,轻或中度嗜碱,有些细胞深染。

第三型(L3):似 Burkitt 型,原始和幼稚淋巴细胞大小较一致,以大细胞为主,核形较规则。染色质呈均匀细点状,核仁明显,一个或多个,呈小泡状;胞质量较多,深蓝色,空泡常明显,呈蜂窝状。

3. 免疫学分型

根据白血病细胞表面不同的分化抗原,采用单克隆抗体及流式细胞仪,可以诊断 ALL 并将其分为不同亚型。通常分为 B、T 细胞系。

(1) B 细胞系 ALL。

根据 B 细胞发育阶段分为早 B 前体细胞 ALL(Early pre-B、Pre-pre-B 或 Pro-B ALL)、普通细胞 ALL(Common ALL)、前 B 细胞-ALL(Pre-B ALL)、B 细胞 ALL(B-cell ALL)。

早 B 前体细胞 ALL 主要表达 HLA-DR、TdT、CD19,有免疫球蛋白重链基因重排。

普通细胞 ALL 特征为 CD10 阳性,预后好;前 B 细胞 ALL 以胞质出现免疫球蛋白为标志,B 细胞 ALL 以出现膜免疫球蛋白为标志,在成人及儿童中均少见,在 FAB 分型中通常为第三型。

(2) T 细胞系 ALL。

在成人中占 15%～25%,所有病例表达 CD7,根据分化程度分为早 T 前体细胞 ALL(Pre-T)和 T 细胞 ALL(T-ALL),部分 T 细胞 ALL 可表达 CD10。多数 T-ALL 具有 T 细胞受体基因重排。

多数白血病抗原缺乏特异性,因此在诊断和区分不同亚型时应采用一组单克隆抗体,至少包含一种高敏感的标志(如 B 细胞系为 CD19,T 细胞系为 CD7,髓系为 CD13、CD33)以及一种高度特异性的标志(如胞质 CD79a 对于 B 细胞、胞质 CD3 对于 T 细胞、胞质髓过氧化物酶对于髓系细胞),据此可以诊断 99% 的 ALL。

(3) 非 T 非 B 急淋及其亚型。

(4) 病理变化。

ALL 的基本病理变化主要表现为白血病细胞的增生与浸润,此为白血病的特异性病理变化,除造血系统外,其他组织如肝脏、脑、睾丸、肾脏等亦出现明显浸润和破坏。

骨髓、淋巴结、肝、脾是最主要的累及器官。骨髓大多呈明显增生,白血病细胞呈弥漫性片状增生及浸润,伴不同程度的分化成熟停滞。全身骨髓均有白血病细胞增生浸润,椎骨、胸骨、盆骨及肋骨的浸润最为明显。少数患者骨髓增生低下,可伴程度不一的纤维化。淋巴结肿大较为多见(约 70%),一般为全身性或多发性的淋巴结肿大,淋巴结被累及的早期,淋巴结结构尚可辨认,白血病细胞往往仅累及淋巴结的某一区域,出现片状均一性幼稚细胞增生浸润,淋巴索增宽、窦变窄,初级滤泡或次级滤泡受挤压而萎缩,晚期淋巴结结构完全被破坏。脾脏均有不同程度肿大,镜下白髓有白血病细胞弥散浸润,可波及红髓与血窦,肝内白血病细胞主要浸润门脉区及其周围,造成肝大。扁桃体、胸腺也常被侵及。ALL 胸腺受累占 78.5%,其中以 T-ALL 最常见。被浸润的胸腺增大,临床表现为纵隔肿块,尤其儿童 T-ALL 时肿大较为显著。

神经系统是白血病浸润的常见部位,ALL 合并中枢神经系统损害较其他类型白血病多见,病理改变主要为脑膜及脑实质白血病细胞的局限性或广泛性浸润,可伴有出血、血肿、脊髓膜炎及硬膜外肿物形成的横段性脊髓炎。蛛网膜下隙受侵常见,脑实质的累及部位依次为大脑半球、基底节、脑干及小脑,病变部位白血病细胞呈弥散性或结节状浸润,浸润周围白质组织明显水肿和坏死,大约 20% 的中枢神经系统白血病(CNS-L)患者有脑神经麻痹,以面神经(Ⅶ)麻痹最多见,其次为外展(Ⅵ)、动眼(Ⅲ)、滑车(Ⅳ)神经,而脊髓及周围神经受累罕见。

ALL 侵犯睾丸较为常见,特别是儿童 ALL,睾丸间质中可见大量白血病细胞浸润,压迫精曲小管引起萎缩,临床表现为睾丸单侧或双侧无痛性肿大,坠胀感。白血病细胞浸润阴茎海绵体或因白血病细胞在静脉窦内淤积、栓塞,血流受阻或血栓形成时可引起阴茎持续异常勃起。ALL 累及肾脏者,肾包膜下可见灰白色斑点或结节以及出血点,肾盂出血点也较常见。皮、髓质散在灰白色小结节。镜下见皮、髓质散在或灶性白血病细胞浸润,肾小球及肾小管上皮受压萎缩或变性坏死。

1.2.2.2 急性髓细胞性白血病

目前,AML 发病机制尚不清楚。从染色体及基因水平可能存在以下机制:

(1) 染色体异常。AML 的染色体异常,像急性淋巴细胞性白血病一样,可分为两大类:① 染色体结构异常,如染色体结构中某一部分缺失(Del)、重复(Dup)、倒位(Inv)，或两个染色体中的某一结构(基因)断裂相互易位(t)形成融合基因；② 染色体数量的改变，如某一染色体的长臂或短臂缺失(−p,−q)或增加(+p,+q)。

(2) 染色体及基因异常与 AML 分子发病机制的联系。大多数 AML 是由于获得性造血干细胞或祖细胞的基因突变所致，只有极少数是遗传或家族性的造血干、祖细胞基因突变，多数原因不明。已知的原因有放射线接触，某些化学物质的作用，尤其是化疗药物如烷化剂、拓扑异构酶Ⅱ抑制剂(如足叶乙甙(VP-16))等。由于治疗所引起的 AML 称为 t-AML，近年来报道增多。少数 AML 的发病机制是由于基因突变加快 DNA 修复缺陷、DNA 复制错误所致。

基因的突变可表现为染色体的异常，后者的本质是基因组的某一核苷酸序列发生断裂或突变。

1. 融合基因

与 AML 发病机制研究得较多和了解得比较清楚的基因及其融合基因有以下 3 种：

(1) 第 11 号染色体 q23：涉及的基因名为 MLL(髓—淋白血病基因)，MLL 正常表达于脾、肝、肺、心脑、T 及 B 淋巴细胞。由于它与果蝇的 TRITHORAX 蛋白有同源性，故又称为 HTRX 或 HRX 基因。通过基因相互易位而与 MLL 融合的基因不下 30 个。正常时 MLL 是一种转录因子。在 AML 中，MLL 与其配对的基因融合有的已经克隆。融合基因使 MLL 的正常基因转录调节发生障碍，可能是引起 AML 及其表型(常见 M4、M5 型)特点的机制。

(2) 第 21 号染色体 q22：涉及的基因名为 AML1。AML1 正常表达在造血细胞，它是核心结合蛋白(CBL)的亚单位通过一个名为 RHD(runt 同源区域)与 CBFα 形成一种复合物，后者有利于 CBF 结合在 DNA 上。AML1-CBF 复合物是一种转录因子，与共激活因子 ATEF/CREB 及 P300/CBP 以及 DNA 结合蛋白 LEF-1 及其接头的蛋白 ALY 一起，形成复合转录因子，调节 IL-3、髓过氧化物酶、T 细胞受体、GM-CSF 受体(CSF-1R)。这些受体通过 AML1 结合在 DNA 上，正常时起转录激活作用。若与 GROUCHO 或 EAR-2 蛋白结合，则在正常情况下起转录抑制作用，ETO 表达于大脑中的某些细胞、CD34+造血祖细胞。在 t(8;21)(q22;q22)中，AML1 与 ETO 结合形成融合基因。ETO 募集核的共抑制物 Sin3AN-CoR 以及与它们结合的组蛋白去乙酰化酶(HDAC)，抑制 AML1 的转录激活作用，这一 AML1-ETO 与核抑制物的复合物不仅能抑制 AMLl 的正常功能，而且也抑制 ETO 的功能，因而扰乱 AML1 的转录调节作用，这可能是 M2b 型 AML 的发病机制。

(3) 维 A 酸受体 α(RARα)及早幼粒细胞白血病(PML)基因。

2. 非融合基因

(1) p53 基因定位于人染色体 17p13.1，编码 53kD 的蛋白。人 p53 蛋白由 393

个氨基酸组成,含有4个功能区。野生型p53蛋白是核内的一种磷酸化蛋白,作为转录因子可与特异的DNA序列相结合,一定的外界刺激如DNA损伤、应激等可引起胞内p53蛋白水平升高,激活一系列下游靶基因的转录,抑制细胞周期的进行或诱导凋亡。已知的靶基因至少有7个。p53基因抑癌功能丧失是恶性肿瘤最常见的现象之一。在血液恶性肿瘤中,p53基因失活与CML急变的关系受到重视。最近有研究者发现CML中p53基因的结构和表达异常、等位基因缺失重组或点突变约见于25%的CML急变患者。

(2) nm23基因存在nm23-H1和nm23-H2两种亚型,位于人类染色体17q21.3,相距4 kb,均含有5个外显子。两种亚型位于外显子—内含子连接区的大部分切割位点是一致的。nm23基因编码一个17kD蛋白,两种基因亚型编码的蛋白质分别与核苷二磷酸激酶(Nucleosi Dediphos Phate Kinase,NDPK)的A、B亚单位相对应,NDPK影响细胞的发育、增殖、分化及运行调节。而nm23-H1和nm23-H2的一个等位基因失活可能导致NDPK A、B亚单位比例的失衡,引起细胞活动的改变,促进肿瘤的浸润及转移过程。nm23基因在一些肿瘤中表达下降与高转移潜力有关,在血液病中则作为一种分化抑制因子基因参与疾病的发生、发展过程,但人们尚未确切阐明nm23基因如何参与白血病的发生,促进白血病细胞的增殖和对细胞分化的调控作用。

(3) BCL2是控制细胞凋亡基因家族中的一员。定位于人类染色体18q21.3,由3个外显子组成,编码229个氨基酸组成的膜蛋白,具有抗凋亡作用,BCL2可与BAX形成异二聚体。BCL2/BAX比率是影响细胞凋亡的关键,若BCL2表达高,则抑制细胞凋亡,反之若BAX表达高,则促进细胞凋亡。体外实验显示,BCL2表达增高能使白血病细胞抵抗糖皮质激素、VP-16、柔红霉素、米托蒽醌等药物所诱导的凋亡,同时研究者发现BCL2高表达明显延长白血病细胞生存时间,抑制或阻断多种因素包括p53、c-myc、化疗药物、撤除生长因子等所触发的细胞凋亡。另外,BCL2家族与白血病耐药有关,高表达BCL2的白血病细胞对化疗药物不敏感、预后差。

(4) p16是重要的抑癌基因,位于染色体7p21,编码16kD蛋白,又名多肿瘤抑制基因。p16蛋白抑制细胞周期蛋白依赖性激酶(CDK)4和6,是细胞G1/S期转换的关键调控基因。Hebert等报道p16基因缺失、突变在急性T淋巴细胞白血病(T-ALL)检出率最高,达22/24,在前B细胞白血病p16基因缺失检出率为11/53,但在AML中p16基因缺失、结构改变等异常相对少见,提示在造血系统恶性肿瘤的发生和演变中p16具有不同的作用。

(5) WT1与肾母细胞瘤(Wilm's Tumor,WT)相关。有实验证实,WT1是人早期生长反应基因(EGRl)的功能拮抗蛋白,WT1表达限于肾脏和泌尿生殖系统前体细胞,可能通过阻滞 EGR1 的促增殖作用,间接促进细胞分化而起抑癌作用。WT1 基因与血液系统恶性肿瘤的关系不甚清楚,但发现白血病细胞常表达 WT1。

(6) 其他基因:*FMS* 编码 CSFI 受体,其突变及等位基因缺失可能在某些白血病的发病中具有重要作用,如 FMS 突变在 M5 型 AML 中发生率高。*RAS* 基因突变在 AML 中的发生率可达 30%,抑癌基因——*RB* 基因失活在各型白血病的发生率为 10%~30%。但上述各种单基因异常与 AML 的发病分子机制之间的关系尚待进一步阐明。

3. 形态学分型

AML 分为 7 型。AML-M1:原始粒细胞白血病为分化型,原始粒细胞≥90%。AML-M2:原始粒细胞白血病部分分化型,其中,AML-M2a:原始粒细胞在 30%~90%之间,单核细胞<20%;AML-M2b:骨髓粒系明显增生,异常原始及早幼粒细胞明显增多,以异常的中性中幼粒细胞增生为主,通常>30%。AML-M3:急性早幼粒细胞白血病,骨髓中以颗粒增多的异常早幼粒细胞增生为主,通常>30%,其中,AML-M3a:粗颗粒型;AML-M3b:细颗粒型。AML-M4:粒—单核细胞白血病,其中,AML-M4a:以原始及早幼粒细胞增生为主,原、幼单及单核>20%;AML-M4b:以原、幼单核细胞增生为主,原粒+早幼粒细胞>20%;AML-M4c:具有粒系及单核系特征的原始细胞>30%;AML-M4Eo:除上述特征外,有颗粒粗大且圆、着色较深的嗜酸性粒细胞,占 5%~30%。AML-M5:单核细胞白血病,其中,AML-M5a:分化型,骨髓原单核细胞≥80%;AML-M5b:部分分化型,骨髓原始和幼稚单核细胞>30%,原始单核细胞<80%。AML-M6:红白血病,骨髓中红细胞系≥50%,伴有形态学异常;原粒细胞(或原单+幼单核细胞)>30%。AML-M7:巨核细胞白血病,外周血有原巨核细胞;骨髓中原巨核细胞>30%[3,4]。

1.3 白血病的流行病学及存在问题

白血病是危害人类健康、致命的恶性肿瘤,是国内十大高发恶性肿瘤之一。在我国白血病发病率约为 3/10 万人口~4/10 万人口,每年新增约 4 万名白血病患者,占肿瘤发病率的第六位,男性和女性分别占各年龄组恶性肿瘤病死率中的第六位和第八位。任何年龄均可发病,多发于青少年,是 35 岁以下发病率、病死率最高的恶性肿瘤。分析白血病年龄发病率曲线,发现 5 岁以下及 15~20 岁之间有两个小高峰。40 岁以后随年龄增长发病率逐渐增高,高峰年龄在 60 岁以后,但各型白血病发病年龄不尽相同。根据调查发现,白血病的发病率城市高于农村,油田和污染地区的发病率明显增高,且男性高于女性。就各型白血病来看,急性发病率高于慢性(占70%左右),其中又以AML最高,其次为ALL、CML、CLL和特殊类型最低,且急性白血病发病急、发展快、病死率高,因而急性白血病的危害更大[5]。

1.3.1 急性白血病的治疗现状及存在的问题

除输血和抗感染等对症支持治疗外,联合化疗是当前主要的治疗方法。由于新的有效化疗药物的不断涌现和联合用药方法的改进,尤其是造血干细胞移植技术的应用,现在白血病患者的存活率大为改观,儿童ALL可以获得80%的长期生存,AML患者的预后也得到明显改善。另外,分化诱导剂维甲酸等可使早幼粒白血病细胞(Acute Promyelocytic Leukemia,APL)分化诱导成熟,疗效显著,是近年来的重要发现。但是,总体治疗效果不令人满意,仍有一些问题尚待解决[6]。

1.3.2 诊断存在的问题

急性白血病患者确诊后才能够分型治疗,初诊时最基本的检查是骨髓细胞形态学,但形态学诊断存在较大的主观性,判断符合率较低(64%~77%)。细胞化学染色在一定程度上弥补了单凭形态学对细胞辨认的不足,对ALL和AML的鉴别、AML各亚型间的鉴别更为可靠。目前多数医院均可进行这两项检查,但由于经验问题,诊断水平差异很大。由于诊断的不确定,导致急性白血病的治疗水平参差不齐。分子生物学技术的发展、应用,尤其是对染色体易位形成融合基因的检出更能反映急性白血病的生物学本质,从而提出MICM分型方案。在2001年3月的里昂会议上,国际血液学及血液病理学专家推出一个造血和淋巴组织肿瘤WHO新分型方案,该分型将FAB分型与MICM分型技术结合,力求反映疾病的本质。WHO分类中诊断AML的血或骨髓原始细胞下限从30%降为20%;当患者被证实有克隆性、重现性细胞遗传学异常t(s;22)(q22;q22)、inv(16)(p13;q22)或t(16;16)(p13;q22)以及t(15;17)(q22;q21)时,即使原始细胞<20%,也应诊断为AML。WHO关于淋巴系统恶性肿瘤的分类有较大变化,急性淋巴细胞白血病仅分为前体B-急性淋巴细胞白血病/原始淋巴细胞淋巴瘤(前体B-ALL/B-LBL)和前体T-急性淋巴细胞白血病/原始淋巴细胞淋巴瘤(前体T-ALL/T-LBL),认为急性淋巴细胞白血病和前体淋巴细胞肿瘤是同一疾病的两种不同临床表现,骨髓中幼稚细胞25%时诊断为急性淋巴细胞白血病,幼稚细胞25%时诊断为前体淋巴细胞淋巴瘤。目前,仅有少数大型医疗机构(尤其是血液科学术力量较强的单位)可以依据WHO的标准开展相关检查,绝大多数医院还不能开展如细胞遗传学、免

疫分型、分子生物学等检查。要求多数医院均开展上述项目尚不现实,也会造成贵重仪器的闲置、浪费,病例资料的分散[4]。

1.3.3 治疗方案上存在的问题

1. ALL 治疗现状及存在问题

ALL 是白血病中最常见的亚型,是一种淋巴细胞祖细胞恶性增生的疾病,以染色体异常为主要特征,在任何年龄段都可发生,以 2~5 岁为发病率高峰,发病率约为小儿白血病的 75%[6,7]。虽然随着现代治疗手段的不断改进,儿童 ALL 的五年无病生存(EFS)率已高达 80%[8],但是,低于 60 岁的成人 ALL 患者的长期生存率不及 40%,60 岁以上的甚至小于 10%,更严重的是,随着完全缓解(Complete Remission,CR)率和无病生存期的延长,髓外白血病特别是中枢神经系统白血病(Central Nervous System Leukemia,CNSL)的发生率明显增加。

ALL 中较为特殊的类型包括:(1) 成熟 B-ALL(Burkitt 型)——该类型的细胞增殖速度快;髓外浸润显著,易发生 CNSL;发病时肿瘤负荷大,治疗后易发生肿瘤溶解综合征,既往采取与 T-ALL、前体 B-ALL 相同的治疗策略,级解率不低,但 CR 期及生存期均非常短。近年来借鉴儿童患者治疗经验,采用特殊短程强烈化疗,取得了可喜的疗效。这一治疗理念尚未被多数国内学者接受采纳,治疗仍以治疗一般 ALL 的方案为主。因此,长期疗效仍不理想。(2) Ph 染色体(+)是成人 ALL 较常见的细胞遗传学异常,其发生率随年龄增长逐渐增加,儿童<5%,成人为 15%~30%,老年患者可达 50%。Ph(+)/BCR-ABL(+)是儿童和成人 ALL 最不良的预后因素之一。尽管多数患者可获缓解(CR 率>60%),但缓解时间通常短暂(中位 8 个月),2~3 年 LFS 0~15%。异基因(Allogeneic)BMT 是目前唯一可治愈 Ph(+)/BCR-ABL(+)ALL 的方法,但同 Ph(-)/BCR-ABL(-)ALL 比较,疗效仍较差,主要是复发率、治疗相关死亡率较高。GHVE(酪氨酸激酶抑制剂)对这类病例有效,但国内限于经济原因,应用尚未普及[4]。

中枢神经系统白血病,也称"脑白",是白血病细胞侵犯中枢神经系统后,由于血脑屏障的存在使得药物无法有效到达中枢神经,进而导致的一种髓外白血病。研究表明,大约有 2%~10% 的 ALL 患者发生中枢神经系统(Central Nervous System,CNS)白血病,复发率高达 10%~30%[9]。有研究表明,儿童 ALL 初诊时约 5% 的患者发生中枢神经系统白血病;在成人初诊 ALL 中,中枢神经系统白血病的发生率也较低,如果在初诊早期不进行 CNSL 的预防性治疗,约 50% 的成人 ALL 将会发生 CNSL 复发,儿童 ALL 中 CNSL 的复发率则超过 50%。而且,ALL 患者一旦出现 CNSL 复发则预后很差,平均生存期仅 6 个月。因此,CNSL

的早期诊断与预防是非常重要的[10]。

然而，目前白血病治疗中最大的难题是无法对 CNSL 复发的危险度进行准确的评估，以及抗肿瘤药物或颅脑放疗的副作用，如神经毒素造成结束治疗后长期的神经认知功能障碍等[11]，导致临床治疗中 CNSL 的预防性治疗与控制不能有效地进行，传统的化疗方案只能治愈 30%的复发病人[12,13]。

因此，CNSL 的早期诊断与建立新的治疗方法对有效预防 CNSL 的复发和提高 ALL 存活率具有重要的意义，而具备用于准确预测病人复发危险因素的分子标记是建立有效治疗方案的前提[14]。

2. AML 治疗现状及存在问题

国际上 AML 患者治疗的现状是：(1) 阿糖胞苷＋蒽环(DNR、IDA)或蒽醌(MTZ)类化疗药组成的方案依然是绝大多数各年龄段 AML 患者的标准诱导缓解治疗方案。(2) 年轻患者可从多疗程的强烈巩固治疗中受益。(3) 伴中等危险组或高危组细胞遗传学异常的患者应考虑造血干细胞移植，利用 GVL 效应达治疗目的。(4) 老年患者目前尚无标准的缓解后治疗策略：标准剂量和中剂量($1\sim1.59/mZ$)阿糖胞苷均可考虑，但尚未发现哪种治疗更有益。

目前越来越多的研究报告认为 AML 应根据危险度分组治疗。AML 相关的危险因素有许多，如细胞遗传学/分子生物学、FLT3 突变、NPM、BAALC、WTI 等，其中获公认、应用最广的是根据细胞遗传学/分子生物学进行危险度分组。根据细胞遗传学分组后，AML 的 CR 率为 40%～90%，治愈率为 10%～70%。而且发现大剂量阿糖胞苷(HD-AraC)对预后良好组更有价值(至少应用 3 个疗程)[4]。

近年来，随着化疗方案的不断改进以及新的化疗靶向药物的发现，治疗效果已经有了明显改善，但仅有大约 40%的 AML 患者能够获得长期生存率[16-18]，主要由于传统的化疗难以清除微小残余病变，复发率较高，长期无病生存率低。造血干细胞移植虽然能够延长患者生存期(移植后年无病生存率可达到 50%～60%)，但由于骨髓供体来源有限和经济等原因，难以得到广泛推广。另外，化学疗法对老年患者缓解率小于 10%，因为 5 号和 7 号染色体细胞遗传学异常往往导致老年病人无法取得良好的化疗效果[17]。

急性早幼粒细胞白血病(APL)，又称 AML-M3 型，是 AML 中较特殊的一个类型，90%以上的 APL 患者有特异性染色体易位 t(15;17)(q22;q21)，95%以上的患者可检测到 PML/RAR 融合基因。治疗方法包括：化疗、全反式维甲酸(ATRA)、三氧化二砷、造血干细胞移植(SCT)。致病基因为 15 号染色体(PML)基因和 17 号染色体维甲酸 A-受体易位而形成的 PML-RARA 融合蛋白，少数患者有变异型易位，从形态上和典型 APL 难以区别，这些变异型包括 *PLIF*，*NMP*，*NUMH* 和 *STAT5b*。除 *PLIF* 基因外，其他的基因均对 ATRA 不敏感[19,20]。

第 2 章 miRNA 的研究

2.1 miRNA 的发现

MicroRNA(miRNA)是一种在多种真核生物中调控基因表达的小的非编码 RNA。1993 年,哈佛大学 Ambros 实验室的 Lee 等在研究线虫(C. elegans)发育时,首次克隆到一个 21 个核苷酸长度的小 RNA——lin-4,它的突变导致线虫胚胎发育时序出现异常[21]。与此同时,Gary Ruvkun 的实验室鉴定了首个 microRNA 的靶标基因。这两个重要的发现共同确认了一种新的转录后基因调节机制。由于当时这种小分子的发现是个特例,因此并未引起人们的注意。直到 2000 年,科学家在线虫(C. elegans)中发现了第二个类似的小分子 RNA——let-7,并发现它在多细胞动物中保守存在,以及人们对另一类短链 RNA——siRNA(参加植物与动物体的 RNA 干扰过程和相关现象)的研究,这才意识到 miRNA 的重要性[22]。尽管 RNA 的发现是出乎意料的,但是早在 40 年前,Jacob 和 Monod 对 LAC 抑制子作用机制理论的研究中已经假设了一种类似 miRNA 的作用机制。

2001 年,Science 同一期接连三篇文章报道不同国家的 3 个研究小组在线虫(C. elegans)、果蝇(D. melanogaster)和人(HeLa 细胞)cDNA 文库中鉴定出近 100 个与 lin-4 和 let-7 相似的、长度为 21~22 nt 的小分子 RNA,并统一命名为 miRNA[23-25],中文翻译为微小 RNA。后来,在各种多细胞动植物以及病毒的基因组中发现了上千种 miRNA,同时逐渐让人认识到它们在各种生物过程中发挥的重要调控作用。

2.2 miRNA 的生物起源

MiRNA 是一大类非编码的单链小分子 RNA,一般 18~25 个核苷酸长度,通过与靶基因 mRNA 3'UTR 区域配对,分别在转录水平或转录后水平对 mRNA 进行转录抑制和直接降解,以此调节基因的表达[26]。自从 1993 年在秀丽隐杆线虫中首先报道以来,miRNA 已经作为从藻类到人类等各种不同的生命形式中进行转录后调控的主要作用机制之一[20]。

MiRNA 的成熟是 miRNA 基因经过核内转录和在细胞质中多重加工形成的。这些 miRNA 基因可能位于具有独立启动子的基因间隔区,也可能位于蛋白编码基因的内含子中,还可能位于常常产生多个相关 miRNA 的多顺发子转录本中[21]。动物中的 miRNA 基因首先在细胞核中由 RNA 聚合酶Ⅱ(PolⅡ)或多聚酶Ⅲ(PolⅢ)转录成 miRNA 的初始转录本(pri-miRNA),含有 5' 帽子和 3'polyA 尾结构。Pri-miRNA 具有加工为成熟 miRNA 的发卡结构,在核仁内经过 RNaseⅢ核酸酶 Drosha 和一个双链 RNA 结合蛋白 DGCR8/Pasha 剪切成约 70 nt 的前体 miRNA(pre-miRNA)[22],DGCRS 作为 Drosha 酶的配体参与 pri-miRNA 剪切。Pre-miRNA 具有发卡状,由 RAN 和 GTP 依赖的 Exportin-5(Exp-5)输送至细胞质中,然后被细胞质中的 Dicer 酶剪切加工,成为约 22 个核苷酸长度的 miRNA-miRNA* 双链[23]。

MiRNA-miRNA* 双链中的 miRNA 链和某些蛋白结合,形成 RNA 诱导的沉默复合体(RISC)。复合物的核心成员是 Ago 家族蛋白,另外还有一些功能未知、非 RISC 核酸酶活性必需的蛋白,如 FXRP、RNA 解旋酶等[24,25]。根据碱基配对的作用,miRNA 同 RISC 复合物结合到靶 mRNA 的非翻译区(UTR)上,至少需要 6 个核苷酸(即核苷酸的第 2~8 位)与 mRNA 完全配对,这种配对的结果是 mRNA 以一种类似于小干扰 RNA(siRNA)的方式发生降解,这是 miRNA 在植物细胞中的主要作用机制;而在动物细胞中,则导致翻译下调,从而对靶基因表达进行反向调控。图 2.1 中是目前公认的 miRNA 生物发生以及作用机制的模型[58]。MiRNA 从发生到介导靶基因的转录后沉默大致可分为四步:

(1) 核内转录加工,miRNA 基因单个或成簇分布,大多数位于基因间隔区或者蛋白基因的内含子中,由 RNA polymerase Ⅱ 独立转录出一段长约几 kb 的前体转录本,或随蛋白质基因一起转录,新转录出的长链的末端带有 poly(A) tails 的 RNA 称为 pri-miRNAs;pri-miRNAs 进一步由核内 RNaseⅢ类核酸酶 Drosha 和其他蛋白如 Pasha(Partner of Drosha)形成的蛋白复合体将 miRNA 的发夹状前体 pre-miRNAs 释放出来。

(2) 发夹状前体 pre-miRNAs 在 Ran-GTP 存在下由 Exportin-5 转运出核。

(3) 细胞质中成熟,pre-miRNAs 在细胞质中由另一种 RNaseⅢ类核酸酶 Dicer 在发夹的两端切断,释放出含有成熟 miRNA 的双链 RNA,这个过程需要 ATP 提供能量。随后由于双链 RNA 不稳定很快解链,释放出成熟的 miRNA 分子。

（4）成熟的 miRNA 与一些蛋白质（如 Argonaute,AGO）结合,形成 RNA 介导的沉默复合体（RISC）,并以碱基互补原则与靶基因的 mRNA 的 3'UTR 区结合,抑制靶基因的翻译或者降解靶基因的 mRNA。在多数情况下,miRNA 与靶基因的作用方式取决于它与靶基因 mRNA 之间的互补程度,如果 miRNA 和靶基因的 mRNA 完全或比较完全的互补,则导致靶基因 mRNA 切断降解,如果互补碱基较少,则导致靶基因翻译抑制。

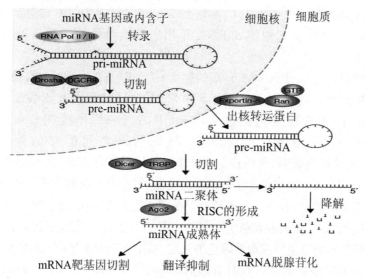

图 2.1　miRNA 生物发生

2.3　miRNA 作用机制

目前,典型的 miRNA 生物发生以及作用机制的模型是:细胞核内转录出的 miRNA 的前体（pri-miRNA）在 Drosha 的作用下,加工成发夹状前体（pre-miRNA）;发夹状前体由 Exportin-5 转运出核,在细胞质中由 Dicer 加工成熟,并与 Argonaute(AGO)等蛋白结合形成沉默复合体,以碱基互补原则与靶基因的 mRNA 的 3'UTR 结合,抑制靶基因的翻译或者降解靶基因的 mRNA[34]。近年来,在 miRNA 与靶基因的作用机制方面的一些新发现,突破了上述经典模式,提示 miRNA 与靶基因的作用机制可能存在许多未知的机制和方式,我们对它的了解并不完善[35-38]。

之前的研究表明 miRNA 都结合于 mRNA 的 3'UTR,从而起到抑制靶基因

mRNA 翻译或者降解靶基因 mRNA 的转录后抑制作用。然而,科学家发现,有些 miRNA 可以结合于靶基因 mRNA 的其他位置,比如 5'UTR 区、ORF 区甚至启动子区[39-42]。尽管这些例子并不多,但它表明 miRNA 的结合位点不仅仅局限于 3'UTR,这对 miRNA 的靶基因预测提出了新的挑战。以往的靶基因预测都以 3'UTR 作为 miRNA 靶位点的筛选目标,并有大量实验证据支持[43]。有研究表明一个 miRNA 可以调节几十个甚至几百个基因,其中多数基因的 3'UTR 存在靶位点[44]。虽然 miRNA 可以作用于 CDS 区或 5'UTR 区,但我们不知道是不是所有的 miRNA 都是这样,也不知道 miRNA 作用于其他位置的频度是否与 3'UTR 相当。

早期的观点认为,miRNA 的 5' 端的第 2~7 个碱基在 miRNA 与靶基因识别过程中起着决定性作用,因此称为"Seed"序列[45]。目前科学家们开发了多种靶基因预测算法,首先考虑候选靶基因与 miRNA "Seed" 序列的匹配情况,如 TargetScan[46,47]。另外还根据 miRNA 与靶基因之间配对的保守性,如 pictar[48-50]。实验证据表明,这些预测的结果多数情况下是正确的,因此被称为"种子规律"(Seed Rule)[51]。然而,科学家们还发现,细胞内存在着有重要生理意义的不符合以上规则的靶基因,有一些不符合"Seed"匹配或者不保守的靶位点确实受到 miRNA 的抑制[52]。因此有观点认为,miRNA 靶基因之间匹配的种子规律以及其保守性只是计算机预测算法所偏重的筛选方法之一,不能反映细胞内的真实情况[51]。

最近的研究发现 miRNAs 也具有激活的作用。早在 2005 年,一项由斯坦福大学完成的研究就报道在人类肝脏中 miRNA-122 能增加丙型肝炎病毒(Hepatitis C Virus,HCV)RNA 的复制[53]。2007 年,耶鲁大学医学院的 Shobha Vasudevan 等发现,在细胞周期受抑制的时候,miRNA 可以由原来的翻译抑制作用转变成为对靶基因 mRNA 的翻译激活作用[54]。他们发现细胞周期受抑制时,肿瘤坏死因子(Tumor Necrosis Factor α,TNFα)的 3'UTR 区的腺嘌呤/尿嘧啶富集元件(Adenylate/Uridylate-Rich Elements,AREs)可转变成翻译激活信号,招募 Argonaute 蛋白、脆性 X 综合征相关蛋白 1(Fragile X Mental Retardation-Related Protein 1,FXR1),以及 miRNA-核糖体的结合,这种翻译激活是依赖于 miR369-3 的[54]。他们还发现细胞周期受抑制时 let-7 以及人工设计的 miRNA,miRcxcr4 也可以有类似的功能,因此推测这是一种普遍机制[54]。miR-10a 可以结合于编码核糖体蛋白(ribosomal protein)的 mRNA 的 5'UTR ,并激活其翻译[55]。另外,还有 miRNA(miR-373)可以结合在启动子序列上,诱导基因的表达[56]。

在植物中碱基完全互补或接近完全互补的情况下,miRNA 可以剪切和降解靶 mRNA;而在动物中,miRNA 成熟序列 5' 端的第 2 至 8 个核苷酸被称为 5' 种子序列,可以与靶 mRNA 的序列互补。miRNA 与靶基因的这种部分配对可以抑制靶基因的翻译[26]。mRNA 中 miRNA 结合位点大多在 mRNA 的 3'端不翻译区 (3'Untranslated Regions,3'UTR)上[27],依赖于 miRNA 与 mRNA 结合序列间的距离和结合序列的数目[28]。但也有一些研究表明,结合的序列若发生在 mRNA 的外显子或 5'端,miRNA 仍可以发生抑制作用,表明 miRNA 的结合序列本身比结合点的位置更关键[29]。

有报道称,miRNA 识别并抑制 mRNA 的 m7G 加帽基因,从而抑制翻译起始复合物的形成,阻断翻译起始[30-32]。也有报道称,有些 miRNA 通过内部核糖体结合位点序列抑制 mRNA 翻译,多聚核糖体和 miRNA 及靶向 mRNA 共沉淀。还有实验结果表明,miRNA 也可在翻译延伸过程发生抑制作用[33,34],可以通过阻止 polyA 结合蛋白与 mRNA 的结合而在翻译的起始阶段发挥翻译抑制作用[35]。

在 miRNA 调控靶基因作用机理方面,人们最早是在动物中发现这一作用,目前认为动物中 miRNA 主要通过两种方式对 mRNA 进行负调控:其一,miRNA 与靶基因 mRNA 不完全互补,发生抑制靶基因翻译作用;其二,miRNA 与靶基因 mRNA 完全或不完全互补结合,降解靶基因 mRNA。miRNA 是通过抑制翻译还是直接降解 mRNA,由 miRNA 和目的 mRNA 之间的错配程度决定,匹配程度高的时候,miRNA 会将 mRNA 降解。因而,一个 miRNA 可以有多个靶基因,而一个靶基因也会受到多个 miRNA 调控[36-38],见图 2.2。

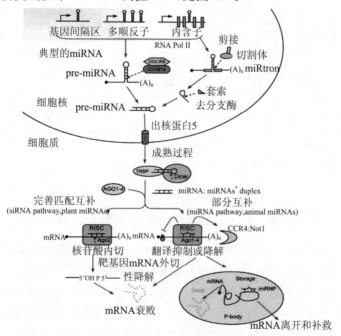

图 2.2　miRNA 的生物合成及功能

2.4 miRNA 特性

2.4.1 miRNA 表达的时空特异性

miRNA 是细胞内源表达的一类 RNA 分子,它们最突出的特征之一是其表达的时空特异性。最早克隆的第一个 miRNA——lin-4 miRNA,并鉴定出首个 miRNA 的靶标——lin-14 mRNA (Wightman, et al.,1993),见图 2.3。在线虫的幼虫发育阶段,发育的时间特异性途径调节着具有阶段特异性的加工过程(见图 2.4(a))。

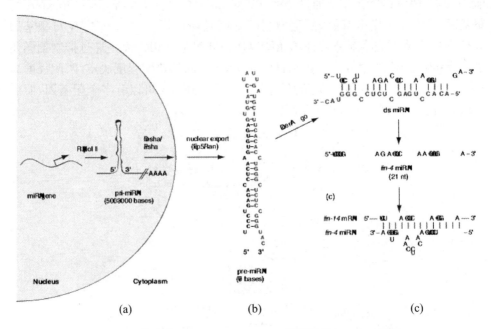

图 2.3 第一个 miRNA-lin-4 miRNA 及其靶标 lin-14 miRNA

这个途径被称为异时性途径。有关线虫中异时性途径的研究主要集中在真皮侧面的若干母细胞的发育命运,这些母细胞被称为缝线细胞(见图 2.4(b))。Lin-4 突变的线虫体内,缝线细胞不断重复幼虫 1 期(L1)的细胞分裂模式,并且不能分化。这个突变现象被解释为异时性的改变。lin-4 miRNA 的靶标 lin-14 的获得性突变可以导致相同的现象,但是,lin-14 的缺失性突变则得到一个相反的"早熟"现象,因为这是缝线细胞略过了幼虫 1 期的细胞分裂。因此,lin-4 与 lin-14 的基因产物是一个发育调节开关,控制着 L1 期向 L2 期的转换。Let-7 家族的三个 miRNA——miR-48、miR-84 和 miR-241,重复控制下一个发育转换阶段,即从 L2 转向 L3 期[59]。这三个 miRNA 缺失性突变后,将使虫体不断重复幼虫 2 期的细胞分裂模式。Let-7 是第二个被鉴定的 miRNA,它控制着从幼虫 4 期到成虫期的转变,在异时性途径中它的两个靶标是 lin-41 和 hbl-1,这两个基因均为异时性基因[59]。let-7 家族的两个成员——miR-48 和 miR-84 也控制着在成虫期幼虫蜕皮循环的停止。

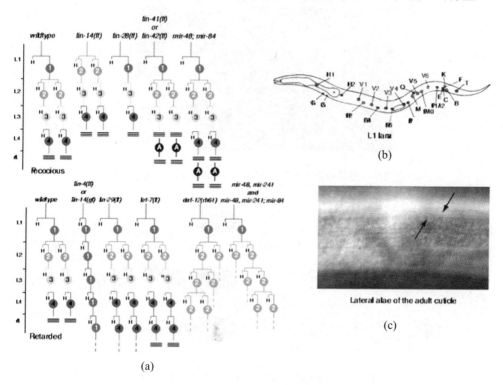

图 2.4 异时性途径及缝线细胞

(a) 异时性途径。(b) 异时性途径的研究主要集中在母细胞,被称为缝线细胞。(c) 成体表皮的 DIC 图像,箭头指示侧翼。

2005 年 Erno Wienholds 等运用 microarry 和原位杂交(In Situ Hybridizations)在斑马鱼胚胎发育过程中对 115 种脊椎动物保守的 miRNAs 做了详细的表达谱分析,表明几乎所有的 miRNA 都随着胚胎发育的过程而变化[59]。图 2.5 所示的是其中 90 种 miRNA 的表达情况,miRNAs 在受精后早期一直到卵裂开始(12 Hours Post Fertilization,HPF)并不表达,受精后一两天 miRNAs 陆续表达,直到器官发生基本完成(96HPF),大多数 miRNAs 的表达达到最高峰[59]。另一方面,miRNA 的表达具有显著的组织特异性。上述斑马鱼胚胎发育过程中 miRNAs 的表达谱分析揭示 68% 的 miRNAs 呈现出高度的组织特异性表达[59]。图 2.6 显示斑马鱼胚胎发育 72 h miRNA 原位杂交侧面观。可以看到 miR-124a 在神经系统表达；miR-122a 在肝脏表达；miR-206 在肌肉表达；miR-126 在血管和心脏表达；miR-200a 在侧线和感官系统表达；miR-30c 在前肾表达[59]。

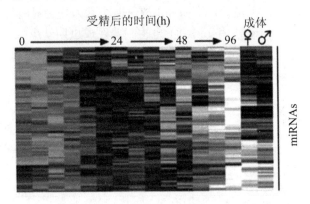

图 2.5 斑马鱼胚胎发育过程中 90 种 miRNAs 的表达谱分析

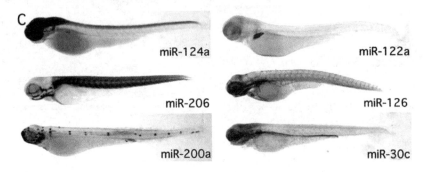

图 2.6 斑马鱼胚胎发育 72 h miRNA 原位杂交侧面观[59]

在哺乳动物中的研究也同样证实，不同组织来源的细胞内 miRNA 表达谱有很大不同，有些 miRNA 有很强的组织特异性，而有些 miRNA 则在很多组织类型中都广泛表达[60,61]。图 2.7 显示了人和小鼠组织特异性最显著的 51 种 miRNA 在各种组织中的表达分布情况。

miRNA 表达的另一方面是它们在异常细胞中的表达与正常细胞中的有很大不同，比如已知在各种肿瘤中 miRNA 的表达相对于其正常组织有很大的不同[62]。

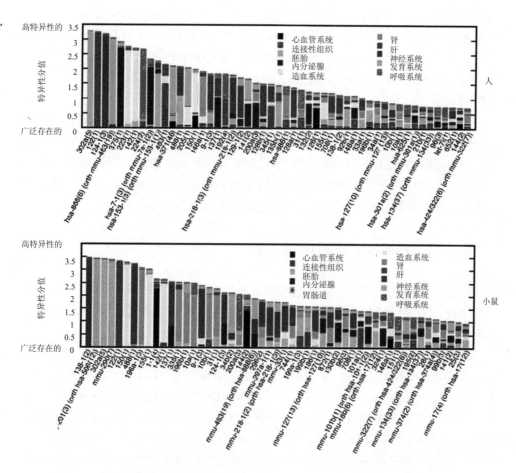

图 2.7 人和小鼠组织特异性最显著的 51 种 miRNA 在各种组织中的表达分布[61]

2.4.2 特异性表达的 miRNA 在胚胎发育和细胞分化过程中的重要作用

近来的研究表明这些特异性表达的 miRNAs 在胚胎发育和细胞分化过程中发挥着重要的作用[63-67]。例如,miR-1(包括 miR-1-1 和 miR-1-2)是肌肉细胞特异表达的 miRNA,它在果蝇到人之间的物种都保守,最近研究发现它在动物心脏发育和心肌分化过程中发挥着重要作用[63]。在哺乳动物心脏发育过程中,心肌细胞的分化和心脏形态建成中的转录调控是高度保守的,一系列基因受到程序化的激活或者抑制。心肌细胞早期快速增殖,中期心肌细胞开始分化逐渐退出细胞周期,在这个过程中特异的转录因子——血浆反应因子(Serum Response Factor,SRF)

结合在众多心肌特异性基因和生长调控基因的调控位点，精确调控着细胞增殖与分化之间的平衡[63]。德克萨斯州西南医学中心的 Yong Zhao 等发现血浆反应因子 MYOD 和 MEF2 直接激活 miR-1 的转录，而 miR-1 通过靶向心肌细胞增殖和生长的主要调控因子 Hand2 抑制心肌干细胞的增殖，促进心肌细胞的终末分化[63]。

再如，miR-1 和 miR-133 位于同一个基因簇，它们在成熟的骨骼肌细胞中的表达丰度很高。北卡罗来纳州大学教堂山分校的 Jian-Fu Chen 等研究发现它们分别通过抑制不同的蛋白因子（miR-1 抑制 HDAC4，miR-133 抑制 SRF），调节骨骼肌干细胞的增殖和分化[64]。诸如此类的例子还有很多，这些证据表明特异性表达 miRNAs 在胚胎发育和细胞命运决定的过程中发挥必不可少的作用。

2.4.3 miRNA 基因的鉴定

在秀丽隐杆线虫中通过正向遗传筛选鉴定出第一个 miRNA 以来，通过分子生物学技术和生物信息学方法在线虫和其他生物的大部分 miRNA 中得到鉴定[68,69]。

2001 年 miRNA 研究开始飞速发展。Lagos-Quintana 等人[70]设计出一种专门克隆小片段 RNA 的方法，在 2 h 的果蝇胚胎的裂解液里和 HeLa 细胞的总 RNA 中克隆了 37 个新的 miRNA 基因；Lau 等人[71]用稍微改进的克隆方法在线虫中找到了 55 个 miRNA 基因；Lee 等人[72]运用生物信息学和 cDNA 文库相结合的方法找到了 13 个 miRNA。随后掀起了寻找 miRNA 基因的热潮。Lagos-Quintana 等人[71,73]继续他们寻找 miRNA 基因的工作，2002 年和 2003 年用同样的方法分别在小鼠和人特异组织中克隆了 34 个和 31 个新的 miRNA。

继而，人们将寻找 miRNA 基因的目光转向特异的组织和发育的特异阶段[74-77]。Mourelatos 等人[78]用小片段克隆的方法在 HeLa 细胞中克隆了 31 个 miRNA 基因；Houbavity 等人[76]在小鼠 ES 细胞中克隆了 15 个 miRNA；Dostie 等人[75]和 Kim 等人[77]在哺乳动物神经细胞中分别找到了 53 个和 40 个 miRNA 基因；Ambros 等人[79]在线虫中又找到 21 个 miRNA 基因；Aravin 等人[74]在果蝇的不同发育阶段找到了 63 个 miRNA 基因；Wang 等人[80]人在籼稻中找到了 20 个 miRNA 基因；Pfeffer 等人[81]在 EB 病毒的基因组中找到 5 个编码 miRNA 的基因，这为 miRNA 基因家族添加了病毒中的成员。最近研究人员又在另 3 种病毒中找到了 29 个病毒 miRNA 基因[82]；Suh 等人[81]在人胚胎干细胞中找到了 36 个 miRNA 基因，这些 miRNA 随着胚胎的发育表达量逐渐减少；Seitz 等人[84]在人的 14q32 区域找到 46 个 miRNA 基因，发现它们多数在人的胚胎中表达，只由母性染色体表达,并且受到上游 200 kb 处的一个甲基化区域(IG-DMR)调节;Kasashima 等人[85]运用克隆的方法检测了 TPA 诱导人白血病细胞 HL60 分化前后 miRNA 表达谱的变化,找到了 3 个新的 miRNA,并发现不同 miRNA 在分化前后表达量不同。现在科学家们已在不同的种属中克隆了大量的新 miRNA 基因[86]。

计算机软件预测也获得了部分 miRNA 基因。miRNA 是由一个约 70 nt 的茎环结构前体而来,并且在进化上是保守的,因此可用计算机的方法来识别。MiRscan[87,88]是一个能特异地识别 2 个物种间的同源序列的程序。Lim 等人[88]用它在 C. elegans 和 C. briggsae 中寻找到同源的发卡结构,通过已知 miRNA 的训练后,它去给那些发卡结构片段打分,以预测线虫中的 miRNA。Lim 等人[87]用同样的方法,在脊椎动物里寻找 miRNA 基因,并预测出人的 miRNA 基因数在 200～255 之间,这个数字大约是人类基因组的 1%。2004 年,MiRscan 程序又被用来检测了线虫中 miRNA 基因上下游序列的同源性[89],和内含子中产生 miRNA 的寄主基因的同源性(Host Gene),并且找到了一个非常一致的序列模块,运用这个不断改进的 MiRscan,又在线虫中发现了 9 个 miRNA,并被 PCR 实验所证实[86,89]。

MiRseeker[90]是根据 miRNA 的 3 个特点开发出来的:① miRNA 的保守性,需要形成一个 70～100 nt 的前体;② 在相似的物种中,miRNA 是很保守的;③ 在相距较远的物种间,miRNA 是有一定的分歧的。它包括以下 3 个步骤:① 通过 AVID 寻找果蝇中基因间的保守的序列;② 通过 mfold 辨认此序列是否能形成保守的茎环结构,并给这个结构打分评价;③ 评价 miRNA 在不同物种中的分歧模式。最后,miRseeker 也需要通过生物化学的方法加以验证。Legendre 等人[91]用"ERPIN"代替"blast"从基因组中搜寻与已知 miRNA 类似的 miRNA 基因,输入已知 miRNA,软件可以根据已知 miRNA 的结构从基因组中搜寻到结构类似的候选 miRNA 基因。除了专门用于寻找 miRNA 基因的程序和软件外,像 mfold 和 Srnaloop 是 RNA 折叠中常用的软件。Hofacher 等人[92]报道在维也纳 RNA 网站上(http://rna.tbi.univie.ac.at/)提供了一个界面能够调用多个常用的 RNA 二级结构预测软件[86]。

2.4.4 miRNA 的表达分析

检测 miRNA 最常用和直接的方法是 Northern 杂交,除此之外,还有 RT-PCR,液相杂交和基因芯片技术等。Lee 等人[93]通过 Drosha-siRNA 下调 Drosha,抑制 pri-miRNA 的加工,再用 RT-PCR 的方法检测 miRNA 的表达。Sempere 等人[94]通过 Northern 杂交的方法对已知的 119 个 miRNA 基因的表达做了检测,发现有一些是在特异的组织中表达,有一些只是在不同组织中的表达量不一样,而在脑组织中表达的 miRNA 的作用方式表明这些 miRNA 与脑神经元的分化相关。Allawi 等人[95]将荧光方法引入 miRNA 的研究中,设计出一种新的方法叫"Modified Invader"分析,可快速而灵敏地分析 miRNA,能从 50～100 ng 总 RNA 或者是 1000 个细胞的裂解液中检测到目的 miRNA。miRNA 基因芯片技术是一种更理想的快速有效的检测 miRNA 表达图谱的方法。这一方法被 Liu 等人[96]首次报道用来检测 miRNA 在不同肿瘤细胞中的表达图谱,245 个哺乳动物的 miRNA 被检测了,结果的重复性很好,而且被 Northern 杂交、RT-PCR 所证实。之后,Esau 等人[97]运用 miRNA 芯片技术,检测细胞内的 miRNA 表达图谱,并且找到了 miR-143 和它的靶基因。Calin 等人[98]通过 miRNA 芯片技术,比较了哺乳动物中 B 细胞淋巴瘤和正常细胞中 miRNA 的表达图谱,为 miRNA 在肿瘤临床应用中提出了新的思路。Miska 等人[99]运用 miRNA 芯片检测了小鼠脑发育中 138 个 miRNA 基因的表达图谱。在芯片的基础上,Nelson 等人[100]发展出一种叫作 RAKE(RNA-primed, array-based Klenow enzyme assay)的方法能够在特定的细胞和肿瘤中同时检测所有的 miRNA 的表达图谱。

原位杂交技术[101,102]用来检测 miRNA,更直观地展示出 miRNA 的表达方式,是了解 miRNA 的时空表达谱更方便的方法。Johnson 等人[103]通过在 let-7 启动子后加 GFP 基因来跟踪检测线虫中 let-7 的时空表达。Mansfield 等人[104]根据 miRNA 的作用机制设计出一种带 Laz 报告基因的检测方法,被叫作"miRNA sen-sor",能特异地从原位检测到 miRNA 的表达[86]。

2.4.5 miRNA 靶标预测

2.4.5.1 基因克隆方法

通观科学家们寻找 miRNA 及其靶基因的方法发现,现在已知靶基因的 miRNA 多是通过传统的基因筛选(Gene Screen)和定位克隆的方法发现的[105-109]。Brennecke 等人[107,108]发现 BANTAM 基因及其靶基因 hid,包括如下几个典型的过程:(1) miRNA 基因的寻找:① 通过插入突变;② 缺陷个体的表型;③ mfold 软件预测某基因区域存在稳定的发卡结构证明某基因区表达 miRNA;④ 用实验验证此 miRNA 及其前体的存在。(2) 靶基因的寻找:① 计算机预测;② 3'UTR 同源性分析;③ 荧光报告实验证实 miRNA 对此靶基因表达有下调作用;④ 同时表达 miRNA 和靶基因,能证实靶基因的 mRNA 水平和蛋白水平被抑制。

2.4.5.2 靶基因的预测

Stark 等人[112]首先构建一个在 D. melano gaster 和 D. pseadoobscura 中保守的 3'UTR 数据库。用 HMMer 比对程序，找到能与 miRNA 前 8 个碱基配对的 3'UTR 靶序列；然后再用 mfold 对整个 miRNA：mRNA 靶序列进行动力学检测，并给出 ΔG 值；最后计算 Z 值，取 $Z \geqslant 3$ 作为筛选靶序列的阈值。

Enright 等人[113]先分别从 D. melanogaster 和 D. pseadoobscura 中通过 blastn 和 AVID 比对构建出 3'UTR 序列库；然后用 MiRanda 算法评价预测的程序（来源于 RNAlib），能够从动力学角度预测 miRNA：靶 mRNA 的稳定性；再在 3 种生物中检验前面的结果的保守性。

Lewis 等人[114]开发了 TargetScan 法，用来预测哺乳动物内 miRNA 的靶基因。此方法重点强调了 miRNA 的第 2~8 个碱基，将这段序列作为搜索的"种子序列"，必须严格配对；然后用 RNAfold 程序向两边延展寻找配对的序列；通过 RNAeval 给出自由能 G 值；最后给出 Z 值和 R 值，Z 值越大，R 值越小，靶向的可能性就越大。

Kiriakidou[115]和 Rehmsmeier[116]分别开发了"DIANA-microT"和"RNA-hybrid"程序，分别用于预测哺乳动物和果蝇 miRNA 的靶基因。Krek[117]等人开发了 PicTar 软件，汇集了 8 个脊椎动物物种的基因组和现有 miRNA 数据库，对靶基因的预测具有较高的准确性。

John[118]在 miRanda 软件中预测发现 218 个哺乳动物 miRNA 有靶基因，这些靶基因 3'UTR 保守，相互作用构建成一个反馈调控网络。

综合人们用计算机的方法预测 miRNA 的工作，发现各种计算方法都具有如下的特点：(1) miRNA 及其靶向序列的保守性；(2) miRNA：靶 mRNA 配对中 5'端非常重要，其他位置允许 G：U 配对；(3) miRNA 与靶向基因可能是一对多的关系。通过计算机预测出 miRNA 靶基因。

2.4.5.3 miRNA 的研究最新进展

从分子生物学角度来讲，miRNA 的功能主要是介导靶基因 mRNA 的翻译抑制或降解[118,119]，另外也有少数 miRNA 可以激活靶基因的表达[120,121]，由于后者都是特例，并不是普遍存在的，因此绝大多数 miRNA 在细胞内的功能就是通过抑制蛋白基因的表达从而发挥其生物学功能。目前已经发现它们在高等生物的胚胎发育、细胞分化、细胞增殖、细胞凋亡、肿瘤发生与发展、病毒感染等方面发挥重要调控作用[120-123]。随着研究的逐渐深入，一方面，人们在越来越多的生物，包括单细胞生物中寻觅到 miRNA 的踪影[124]。另一方面，人们发现高等生物中 miRNA

几乎参与所有生物生理过程的调控。目前,miRNA 在多细胞动物中的研究主要集中在三大方面:(1) 动植物生长和发育过程中 miRNA 的作用;(2) 各种疾病中的 miRNA 表达与功能异常;(3) miRNA 发挥作用的机制及其调控。了解正常动物体的生长和发育过程中 miRNA 的作用是了解各种疾病中的 miRNA 表达与功能异常的基础,而研究 miRNA 作用机制是揭示 miRNA 表达与功能的基本要素。

1. 动物体的生长和发育过程中 miRNA 的作用

在正常动物体的生长和发育过程中 miRNA 的作用方面,早期仅限于低等多细胞动物的研究,比如线虫、果蝇、斑马鱼。2005 年后,在高等动物特别是哺乳动物的发育过程中的研究逐渐深入开展,并取得了一定的突破[125-129]。目前研究最为深入和广泛的主要集中在几个系统:造血细胞、胚胎干细胞、心肌和骨骼肌细胞以及神经细胞的发育分化研究,其研究的核心是 miRNA 在各种干细胞分化和发育过程中的表达及其功能[129]。

造血干细胞(Hemopoietic Stem Cell)的分化和发育是最早开始 miRNA 功能研究的哺乳动物体系[130]。从 2004 年至今,已经有大量文章报道与之相关的 miRNA 研究。如图 2.8 所示,包括:miR-223、miR-181、miR-146、miR-221、miR-222、miR-155、miR-150、miR-24、miR-17-5p、miR-20a 等一批 miRNA 参与造血干细胞分化过程,并在某一分支的分化发育过程中发挥重要作用[129]。它们中的大多数功能并不清楚,其中某些 miRNA 的作用相对比较清楚,比如 miR-223,它在粒细胞分化的过程中发挥重要作用,其重要的靶基因之一是 NFI-A[127];miRNA-17-5p、miR-20a 和 miR-106a 在单核细胞分化过程中有重要作用,其靶基因之一是 AML1 蛋白(Acute Myeloid Leukaemia 1,也称为 RUNX1)[131];再如 miR-155,世界首只 miRNA 敲除小鼠,即 miR-155 敲除小鼠免疫细胞功能异常、抗细菌感染能力差、抗体滴度低、T 细胞反应水平低、肺组织发生变化带有疤痕,与人类自身免疫病病情相似,说明 miR-155 的作用涉及整个免疫系统[132,133]。

胚胎干细胞的研究一直是生物学领域中的热点。胚胎干细胞是动物体内可以转化为各种器官和组织的细胞,胚胎干细胞的这种多能性(Pluripotency)为发育生物学和医学研究提供了很多可能的应用,但也带来一些问题。因为过去它只能从胚胎中获得,这项研究引发了生物伦理的激烈讨论。包括美国在内的很多国家都颁布了政治决策,限制科学家对人体胚胎干细胞的研究。2006 年,日本科学家 Shinya Yamanaka 首次将 4 个基因(OCT4、SOX2、KLF4 和 cMyc)导入在培养皿中生长的小鼠尾部细胞,得到了形态和性质与胚胎干细胞极其相似的新细胞,他们把这些新细胞称作诱导多能干细胞(induced pluripotent stem cell, iPS)[134],揭开了干细胞研究的新篇章。2007 年 11 月,这个日本研究小组和两个美国研究小组把细胞再编程技术应用到了人体细胞上[135,136]，iPS 技术和细胞再编程 2008 年被选为《科学》十大科学进展的第一名[137]。

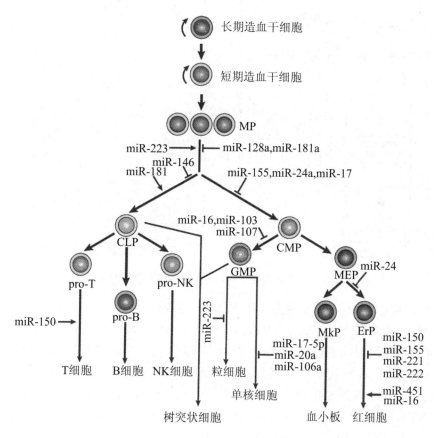

图 2.8　造血干细胞分化和发育过程有关的 miRNA

胚胎干细胞的研究同时也是 miRNA 研究领域的热点。在 2003 年，人们就已经发现在胚胎干细胞中特异表达一些 miRNA[138]。然而对它们的作用一直并不清楚。最近，研究者发现一些胚胎干细胞分化时表达上调的 miRNA 可以抑制胚胎干细胞的多能性维持，促进其分化，比如 let-7、miR-21 和 miR-145[139]。而其中最显著的是 miR-145，如图 2.9 所示，它可以抑制三个维持干细胞多能性的转录因子：KLF4、OCT 和 SOX2，因此可以强烈地诱导干细胞分化[139]。MiR-21 的作用机制与 miR-145 非常类似，它可以抑制 SOX2 和 NANOG[140]。最近发现 let-7 是调控干细胞自身维持和更新的重要因子，它可以通过调节 lin-28 和 nMyc 等在多能性维持中发挥重要作用的蛋白因子，从而促进干细胞分化[141]。

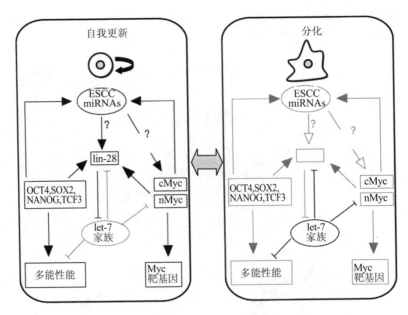

图 2.9　let-7 在调控干细胞自身维持和更新中的作用

与之相反,研究者也在探索胚胎干细胞中特异表达的 miRNA 是否可以维持干细胞性,其中发现来自 miR-290 簇的三种 miRNA:miR-291-3p、miR-294 和 miR-295 可以抑制胚胎干细胞的分化,增强 OCT4、SOX2 和 KLF4 基因诱导的多能干细胞的生成[142]。MiRNA-294 可以明显提高小鼠胚胎成纤维细胞重新编程的效率(从 0.01%～0.05%提高到 0.1%～0.3%)[142]。虽然具体的机制并不是十分清楚,但这些研究足以表明 miRNA 在胚胎干细胞分化或干细胞性维持方面有重要作用,在未来的干细胞生物学研究中将扮演重要的角色。

2. 疾病中 miRNA 的表达与功能异常

疾病中的 miRNA 研究方面主要集中在肿瘤相关 miRNA 的表达分析和功能鉴定方面,其研究核心是筛选各种肿瘤与对应正常组织之间 miRNA 表达的差异,并研究其相关的机理[126,143]。自 2004 年以来,大批量的 miRNA 芯片数据显示所有肿瘤中 miRNA 的表达都与其对应的正常细胞或组织不同,其中某些 miRNA 呈现特异性的上调或者下调,可能成为诊断某一种或者一类肿瘤的识别标志(Signature)[143-146]。如图 2.10 所示,很多 miRNA 基因分布于与肿瘤密切相关的脆性位点[143,147],因此 miRNA 的异常涉及肿瘤细胞各个方面的失调,如细胞周期、细胞程序性死亡、血管生成、侵袭与转移等[143,148]。

众多的证据表明,很多表达异常的 miRNA 在细胞中扮演着"癌基因"(Oncogene)或者"抑癌基因"(Tumor Suppressor)的重要角色[144-146]。如表 2.1 所示,促进肿瘤发生的(Oncogenic)miRNA 如 miR-17-92 簇、miR-21、miR-155 等,抑制肿瘤的(Tumor-Suppressive)miRNA 如 let-7、miR-34、miR-15/16 等家族[146]。

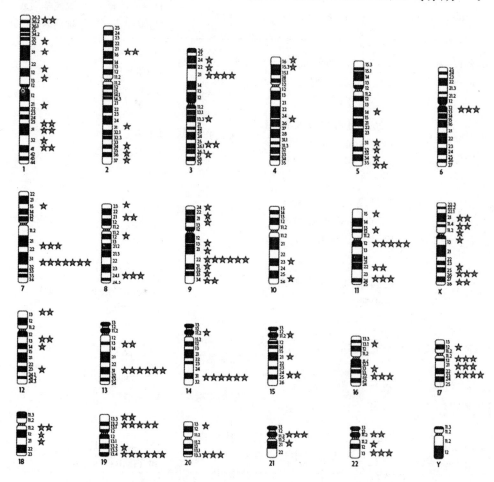

图 2.10 人染色体上与肿瘤密切相关的脆性位点附近的 miRNA 基因分布
星号表示在脆性位点的 miRNA 数目。

目前,肿瘤相关 miRNA 领域的研究已经由早期的肿瘤样本 miRNA 表达谱分析逐渐深入到病理机制的研究,由体外实验(In Vitro)证明 miRNA 的异常与肿瘤性质的相关性深入到体内实验(In Vivo)和肿瘤动物模型的研究(Cancer Model)[149,150]。我们相信,miRNA 必然是肿瘤诊断和治疗研究中的一颗持久闪耀的明星。

表 2.1 肿瘤中已知的作为癌基因或者抑癌基因的 miRNA

miRNA	失调	功能	被证实的靶基因	致癌基因或抑癌因子
miR-15a 和 miR-16-1	在 CLL、前列腺癌、多发性骨髓瘤中缺失	诱导凋亡和抑制肿瘤发生	BCL2,WT1 RAB9B 和 MAGE83	TS
let-7(a,b,c,d,e,f,g,i)	在肺和乳腺癌以及各种实体和造血急性肿瘤中缺失	诱导凋亡和抑制肿瘤发生	RAS,MYC 和 HMGA2	TS
miR-29(a,b 和 c)	在修复性 CLL、AML(11q23) MDS 肺和乳腺癌与胆管癌中缺失	激活肿瘤抑制基因沉默	TCL1,MCL1 和 DNMTs	TS
miR-34	在胰腺、肠、乳腺和肝癌中缺失	诱导凋亡	CDK4, CDK6, cyclin E2,EZF3 和 MET	TS
miR-145	在乳腺癌中缺失	抑制增生和诱导乳腺癌细胞凋亡	ERG	TS
miR-221 和 miR-222	成红细胞白血病中缺失	抑制红细胞增殖	KIT	TS
miR-221 和 miR-222	在侵袭性 CLL、甲状腺癌和造血细胞癌中过表达	启动细胞增殖和抑制各种实体恶性肿瘤凋亡	p27,p57,PTEN 和 TIMP3	ONC
miR-155	在侵袭性 CLL、伯基特氏肿瘤和肺、乳腺和肠癌中上调	诱导细胞增殖和鼠中白血病或淋巴瘤	MAF 和 SHIP1	ONC
miR-17-92簇	在淋巴瘤和乳腺、肺、肠、胃以及前列腺癌中上调	诱导增殖	E2F1,BIM 与 PTEN	ONC

续表

miRNA	失调	功能	被证实的靶基因	致癌基因或抑癌因子
miR-21	在胶质母细胞瘤 AML (11q23)，侵袭性 CLL 和乳腺、肠、前列腺、肺、胰腺和胃癌中上调	抑制凋亡，促进肿瘤发生	PTEN,PDCD4, TPM1,TIMP3	ONC
miR-372 和 miR-373	在睾丸癌中上调	与 RAS 协同作用促进肿瘤发生	LATS2	ONC

2.4.5.4 miRNA 的研究中的问题与挑战

由于 miRNA 的靶点具有多向性，在一个细胞中 miRNA 通路（miRNA pathways）至少可控制 30% 以上的蛋白质基因的表达[140,145]。同时，由于绝大部分 miRNA 都具有严格的时空表达特性，不同发育阶段、不同细胞类型中，起着决定性的调控作用的 miRNA 类群也有所不同。由此可见，多细胞生物中 miRNA 构成高度复杂的调控网络，精确地控制着细胞中蛋白质的表达谱，进而决定着各类细胞的功能及命运。然而，尽管现在人们已经意识到 miRNA 在基因表达调控中的重要意义，也发现它们可能与某些生物过程有关，然而，绝大多数 miRNA 的功能还不清楚。比如前面提到的包括 miR-223、miR-181、miR-146、miR-221、miR-222、miR-155、miR-150、miR-24、miR-17-5p、miR-20a 等一批 miRNA 可能参与造血干细胞的分化过程[135]，但它们中大多数的具体靶基因和功能并不十分清楚，有待进一步研究。

另一方面，由于它们的异常表达涉及各种人类疾病，特别是与肿瘤、病毒感染等疑难病症的发生与发展过程紧密相关。因此，不断深入开展 miRNA 的研究不但是我们层层解开细胞生命活动奥秘的必经之路，也为新一代基因诊断和治疗、新生物医药开发等生物医学的飞速发展提供了重要的信息和理论基础。

1998 年，科学家发现外源导入 RNA 双链可以有效沉默细胞内基因表达，被称为 RNA 干扰（RNA interference，RNAi）。这是由于外源导入的 RNA 双链经 RNase Ⅲ 类核酸酶 Dicer 切割加工，形成了一些二十几个核苷酸的双链小 RNA，它们可行使转录后沉默作用[136]。科学家把这类双链小 RNA 称为小干扰 RNA（siRNAs）。令科学家惊奇的是，这两类小 RNA 在分子大小、加工成熟机制以及作用方式等方面与 miRNA 极其相似。从 2000 年开始，在动物、植物中都发现存在 siRNA 介导的转录后基因沉默机制。同时大量新的 miRNA 在各种动植物中被鉴定出来，这些发现一跃成为科学家关注的焦点。至此，微小 RNA 研究热潮迅速席卷了整个世界。时至今日，微小 RNA 的研究已如火如荼地持续了近 10 年。以 miRNA 为例，每年发表的研究论文以惊人的速度递增，仅 2009 年 NCBI 收录的有关 miRNA 文献就有 2500 篇之多，约占 2009 年之前所有收录文献（约 6200 篇）的五分之二(http://www.ncbi.nlm.nih.gov/)，其研究之炙热、成果之丰硕可见一斑。

但是 miRNA 的作用机制仍然受到争议，在目前已知的物种中，只证实了 miRNA 一小部分的体内功能。在线虫中发现 miRNA 对发育具有多种调控作用，提供了一种结合表型分析的有效的正向和反向遗传学方法，希望能够为我们进一步认识 miRNA 生物学继续做出重要的贡献。

第 3 章 研究 miRNA 表达谱的方法

3.1 寻找 miRNA 的方法

近年来的研究发现,miRNA 不仅在细胞的增殖、分化和凋亡等多种生理过程中发挥重要作用,而且其异常表达可能参与了肿瘤的发生、发展,与临床表现和预后都有密切的关系。据报道,超过 50% 已注释 miRNA 基因位于与癌症相关的基因区或者脆性位点(Fragile Site)[147]。有数据表明,在肿瘤细胞中,许多与肿瘤特异的 miRNA 表达显著性失调[148-151]。这说明 miRNA 可能作为原癌基因及抑癌基因在癌症的发生和发展过程中发挥着重要作用。

第一个使人信服的 miRNA 在人类癌症中发挥作用的证据是,在成人慢性淋巴细胞白血病(CLL)患者的染色体 13q14 上常伴有两个 miRNA 基因 miR-15 和 miR-16 的缺失或下调[45]。随着 miRNA 参与肿瘤的作用不断被揭示,miRNA 表达谱不断地被挖掘,各种寻找 miRNA 的分析手段也随之不断更新。

3.1.1 克隆方法寻找 miRNA

2001 年 miRNA 研究开始飞速发展。Lagos-Quintana 等人[60]设计出一种专门克隆小片段 RNA 的方法,在 2 h 的果蝇胚胎的裂解液里和 HeLa 细胞的总 RNA 中克隆了 37 个新的 miRNA 基因。Lau 等人[68]用稍微改进的克隆方法在线虫中找到了 55 个 miRNA 基因。Lee 等人(Lim L P, Glasner M E, Yekta S, et al., 2003)运用生物信息学和 cDNA 文库相结合的方法找到了 13 个 miRNA[69]。随后掀起了寻找 miRNA 基因的热潮。Lagos-Quintana 等人[152,153]继续进行寻找 miRNA 基因的工作,2002 年和 2003 年用同样的方法分别在小鼠和人特异组织中克隆了 34 个和 31 个新的 miRNA,并提出由于在克隆中已知的 miRNA 重复出现和 rRNA 的干扰,用同样的克隆方法找到新的 miRNA 会越来越难,这与后来 Lim 等人[154,155]用 MiRscan 计算机程序估计人类中只剩下 40 个未知 miRNA 基因的结论一致。近来，寻找 miRNA 的方法越来越成熟，Ambros 等人[76]对克隆寻找 miRNA 的方法进行了总结。

继而，人们将寻找 miRNA 基因的目光转向特异的组织和发育的特异阶段[77-82]。Houbavity 等人[76]在小鼠 ES 细胞中克隆了 15 个 miRNA，Dostie 等人和 Kim 等人[77]在哺乳动物神经细胞中分别找到了 53 个和 40 个 miRNA，Ambros 等人[79]在线虫中又找到 21 个 miRNA，Aravin 等人[74]在果蝇的不同发育阶段找到了 63 个 miRNA，Wang 等人[80]在籼稻中找到了 20 个 miRNA。Pfeffer 等人[81]在 EB 病毒的基因组中找到 5 个编码 miRNA 的基因，这为 miRNA 基因家族添加了病毒中的成员。Kasashima 等人[85]运用克隆的方法检测了 TPA 诱导人白血病细胞 HL60 分化前后 miRNA 表达谱的变化，找到了 3 个新的 miRNA，并发现不同 miRNA 在分化前后表达量不同。现在科学家们已在不同的种属中克隆了大量的新 miRNA 基因。

3.1.2 Northern 杂交检测 miRNA 表达

检测 miRNA 最常用和直接的方法是 Northern 杂交，除此之外，还有 RT-PCR、液相杂交和基因芯片技术等。Sempere 等人[156]通过 Northern 杂交的方法对已知的 119 个 miRNA 基因的表达做了检测，发现有一些是在特异的组织中表达，有一些只是在不同组织中的表达量不一样，而在脑组织中表达的 miRNA 的作用方式表明这些 miRNA 与脑神经元的分化相关。Northern 杂交是检测 miRNA 表达最常用和直接的方法，简便而可靠，但其要求的标本量相对较多，对于取材较不易的白血病临床样品是不太可行的。另外，Northern 杂交检测的灵敏度不高，对一些含量较低的 miRNA 的检出存在困难。

3.1.3 实时定量 PCR 方法

能够弥补在杂交时由于探针的错配而产生信号的假阳性这一不足的另一种高通量方法是实时定量 PCR，其最大的优势是可定量，并具有高敏感性，尤其是对于一些低丰度的 miRNA 以及有限的临床样本。Lee 等人[28]通过 Drosha-siRNA 下调 Drosha，抑制 pri-miRNA 的加工，再用 RT-PCR 的方法检测 miRNA 的表达。Zanette 等人[157]运用实时定量 PCR 确定了 CLL 和 ALL 的 miRNA 表达谱，结果提示 miRNA 在血细胞生成和白血病形成过程中具有重要作用。还有报道，采用 miRNA 克隆和实时定量 PCR 结合检测 CLL 患者 miRNA 的表达谱，发现 miR-21 和 miR-155 显著高表达，其可能与白血病的发生有关[55]。此外，运用实时定量

PCR 技术，与正常骨髓和 CD34$^+$ 造血祖细胞相比，miR-23b 在 AML 患者中表达显著下调，而 miR-221/222 簇和 miR-34a 在 AML 细胞中显著高表达。另有研究表明，伴有 t(15;17) 易位的 AML 患者，其染色体 14q32 印记区有着独特的 miRNA 表达标签，包括 miR-127、miR-154、miR-154*、miR-299、miR-323、miR-368 和 miR-370 等。Allawi 等人[95]将荧光方法引入 miRNA 的研究中，设计出一种新的方法叫"Modified Invader"分析，可快速而灵敏地分析 miRNA，能从 50～100 ng 总 RNA 或者是 1000 个细胞的裂解液中检测到目的 miRNA。

3.1.4 miRNA 基因芯片技术

miRNA 基因芯片技术是一种更理想的快速有效地检测 miRNA 表达图谱的方法。这一方法被 Liu 等人[96]首次报道用来检测 miRNA 在不同肿瘤细胞中的表达图谱，245 个哺乳动物的 miRNA 被检测了，结果的重复性很好，而且被 Northern 杂交 RT-PCR 所证实。之后，Esau 等人[97]运用 miRNA 芯片技术检测细胞内的 miRNA 表达图谱，并且找到了 miR-143 和它的靶基因。Calin 等人[98]通过 miRNA 芯片技术，比较了哺乳动物中 B 细胞淋巴瘤和正常细胞中 miRNA 的表达图谱，为 miRNA 在肿瘤临床应用中，提出了新的思路。Miska 等人[99]运用 miRNA 芯片检测了小鼠脑发育中 138 个 miRNA 基因的表达图谱。在芯片的基础上，Nelson 等人[100]发展出一种叫作 RAKE (RNA-primed, array-based Klenow enzyme assay) 的方法，能够在特定的细胞和肿瘤中同时检测所有的 miRNA 的表达图谱。

在白血病研究方面，Calin 等人[98]较早地运用 miRNA 芯片技术，首先报道了成人 B 细胞 CLL 的 miRNA 表达谱。发现 miRNA 的表达差异与 zeta 链相关蛋白-70(ZAP-70)以及免疫球蛋白重链可变区(IgVH)基因的突变有关。进一步研究揭示了一个由 13 个 miRNA 组成的标签与 CLL 的预后及病程有关。而 Venturini 等人[158]运用芯片技术对慢性髓细胞白血病(CML)细胞系的 miRNA 表达进行分析，筛选并阐述了 miR-17-92 簇的表达是依赖于 BCR-ABL 和 c-MYC 的，提示 CML 中存在着 BCR-ABL-c-MYC-miR-17-92 通路的病理生理学机制。

在 ALL 和 AML 相关 miRNA 表达谱研究中，也有许多结果。如 Lu 等人[159]对 miRNA 表达谱进行监督聚类分析，提出根据 miRNA 表达谱可以将 ALL 患者分成 3 个主要的亚类的观点。Mi 等人[160]进行了大规模的 miRNA 表达谱分析后鉴定了在 ALL 和 AML 中差异表达的 27 个 miRNA。成人 AML 中 FMS 相关酪氨酸激酶 3 基因内部串联重复(FLT3-ITD)和野生型核磷蛋白(NPM1)被认为是 AML 预后不良的分子特征，与 FLT3-ITD 和 NPM1 突变相关的 miRNA 表达谱也有揭晓[161,162]。除了成人白血病外,Zhang 等人[193]运用 miRNA 芯片技术对小儿 ALL 和 AML 进行了 miRNA 表达谱研究,结果表明,小儿 miRNA 表达谱中也同样存在着与成人不同的、小儿 ALL 及 AML 特异的 miRNA 表达谱,这对于理解不同年龄组白血病具有不同的发病机制提供依据。

3.1.5 原位杂交技术

原位杂交技术[164,165]用来检测 miRNA,更直观地展示出 miRNA 的表达方式,是了解 miRNA 的时空表达谱更方便的方法。Johnson 等人[166]通过在 let-7 启动子后加 GFP 基因来跟踪检测线虫中 let-7 的时空表达。Mansfield 等人[167]根据 miRNA 的作用机制设计出一种带 Laz 报告基因的检测方法,被叫作"miRNA sensor",能特异地从原位检测到 miRNA 的表达。

3.1.6 高通量测序方法

在鉴定低丰度及保守性不强的候选 miRNA 方面,高通量测序方法具有较大的优势,因此,高通量测序方法成为鉴定未注释 miRNA 的一种新的、强有力的工具,为我们对新的 miRNA 参与白血病生成过程提供全新的视角和认识。基于序列建立起来的测序方法大量应用于新 miRNA 鉴定和表达谱分析。在鸡、人胚胎干细胞、实体瘤等的研究中已有报道。在白血病中,Marton 等[168]应用克隆测序的方法从 CLL 患者中发现了 5 个新 miRNA 的候选基因,且这些新 miRNA 可能与 CLL 病理发生相关。在造血系统恶性肿瘤的患者和多种细胞系中鉴定了 98 个小分子 RNA。在 AML 中也有相关报道,Takada 等人[169]运用测序方法检测了 12 个 AML 白血病患者的 miRNA 表达谱,结合生物信息学筛选获得了 170 个新的候选 miRNA。这些结果暗示了白血病细胞中仍有大量新的 miRNA 有待挖掘。鉴定大量新的 miRNA 和其他小的调节 RNA 对于更深入地阐明它们在白血病发生过程中发挥的功能具有重要意义。

最近,新的测序平台"Illumina massively parallel sequencing"已被应用在 AML 小鼠模型中进行深度分析 miRNA 转录组,发现了 55 个新的 miRNA,其中一些可能与 AML 发生相关[170],提示了大规模测序平台是一种强有力的工具,可用于筛选未注释 miRNA,特别对于与疾病发生相关,但表达量相对较低或不保守的 miRNA 的挖掘是一个较有效的方法。

目前,在人类中已经鉴定了 700 多个 miRNA 分子(miRBase, release 13.0, http://microrna.sanger.ac.uk/sequences/)。在白血病各种亚型中,也有大量的

miRNA 被鉴定,然而,生物信息学分析人类基因组的结果表明 miRNA 的数量可能有 1000 个左右[68-70],仍存在有大量新的 miRNA 未被发现。系统学分析表明许多时空表达的 miRNA 具有组织特异性[171,172],也就是,某些在正常组织中低表达的 miRNA 在特定组织中可能会异常高表达。因此,采用最新的高通量测序技术针对特定组织中 miRNA 表达谱的分析,是一种挖掘新的 miRNA 的可行方法。

3.1.7 计算机软件预测 miRNA 基因

MiRNA 是由一个约 70 nt 的茎环结构前体而来,并且在进化上保守,因此可用计算机的方法来识别。

MiRscan[87,88]是一个能特异地识别 2 个物种间的同源序列的程序。Lim 等人[88]用它在 C. elegans 和 C. briggsae 中寻找到同源的发卡结构,通过已知 miRNA 的训练后,它去给那些发卡结构片段打分,以预测线虫中的 miRNA。Lim 等人[87]用同样的方法在脊椎动物里寻找 miRNA 基因,并预测出人的 miRNA 基因数在 200~255 之间,这个数字大约是人类基因组的 1%。2004 年,MiRscan 程序又被用来检测线虫中 miRNA 基因上下游序列的同源性[89],和内含子中产生 miRNA 的寄主基因的同源性(Host Gene),并且找到了一个非常一致的序列模块,运用这个不断改进的 MiRscan,又在线虫中发现了 9 个 miRNA,并被 PCR 实验所证实[89]。

MiRseeker(Lai E C,Tomancak P,Williams R W,et al.,2003)是根据 miRNA 的 3 个特点开发出来的:(1) miRNA 的保守性,需要形成一个 70~100 nt 的前体;(2) 在相似的物种中,miRNA 是很保守的;(3) 在相距较远的物种间,miRNA 是有一定的分歧的。它包括以下 3 个步骤:(1) 通过 AVID 寻找果蝇中基因间的保守的序列;(2) 通过 mfold 辨认序列是否能形成保守的茎环结构,并给这个结构打分评价;(3) 评价 miRNA 在不同物种中的分歧模式。最后,miRseeker 也需要通过生物化学的方法加以验证。

Legendre 等人[91]用"ERPIN"代替"blast"从基因组中搜寻与已知 miRNA 类似的 miRNA 基因,输入已知 miRNA,软件可以根据已知 miRNA 的结构从基因组中搜寻到结构类似的候选 miRNA 基因。

除了专门用于寻找 miRNA 基因的程序和软件外,像 mfold 和 Srnaloop 是 RNA 折叠中常用的软件。Hofacher 等人[92]的报道在维也纳 RNA 网站上(http://rna.tbi.univie.ac.at/)提供了一个界面能够调用多个常用的 RNA 二级结构预测软件。

3.2 寻找 miRNA 靶基因的方法

虽然现在已经找到了过千个 miRNA,并提出它们在细胞增殖、分化、代谢与死亡中发挥着重要的调节作用,但是至今为止,真正确认功能的 miRNA 还是微乎其微的[173-175]。从 1993 年发现第 1 个 miRNA 到现在,在动物中发现的确认功能的 miRNA 为数不多[176-178](见表 3.1)。

表 3.1 已知功能的 miRNA 基因

miRNA	物种	靶基因	生物学作用
lin-4	线虫	lin-14 和 lin-28	时序发育
let-7	线虫	lin-41 和 HBL-1	时序发育
lsy-6	线虫	COG1 转录因子	调节化学感受器的左右不对称性
miR-273	线虫	die-1 转录因子	调节化学感受器的左右不对称性
BANTAM	果蝇	Hid 前凋亡基因	发育中调节细胞增殖与凋亡
miR-14	果蝇	未知	凋亡和脂类代谢
miR-181	哺乳动物	未知	造血系统的分化
miR-196	哺乳动物	HOXB8	脊椎动物发育
miR-143	哺乳动物	ERK5	脂肪细胞的分化
miR-375	哺乳动物	MTPN	胰岛素分泌的调节
miR-430	斑马鱼	待定	脑的形态发生

3.2.1 基因筛选和定位克隆寻找 miRNA 靶基因

通观科学家们寻找 miRNA 及其靶基因的方法,可以发现现在已知靶基因的 miRNA 多是通过传统的基因筛选(Gene Screen)和定位克隆的方法发现的[179,180](见图 3.1)。Brennecke 等人[179,180]发现 BATAM 基因及其靶基因 HID,包括典型的如下几个过程:(1) BANTAM 基因表达 miRNA 的证据:① 通过插入突变,找到 BANTAM 这个位点,能够促进组织过度生长;② BANTAM 缺陷的个体,具有生长缺陷或者在蛹化期致死;③ 在 2 个物种间比对(在 Drosophila 与 Anopheles 用 ClustalW 程序比对),发现一个约 90 nt 的区域非常相似,有 30/31 nt 是相同的,再用 mfold 进行预测发现 2 个物种内的这段区域能形成相似的稳定的发卡结构;④ 用这 31 nt 做探针,通过 Northern 杂交野生和 Gal4 诱导表达的 L3 期中找到这个 21 nt RNA 和它的更大的前体。(2) 证明 HID 是 BANTAM 的靶基因:① 用计算机预测的方法找到前凋亡基因 HID 的 3'UTR 区,有 3 个能与 *BANTAM* 作用的靶点,而且直接观察发现还有 2 个靶点;② 对比这些 3'UTR 区在 2 个物种的同源性(D. pseudoobscura 与 D. melanogaster),发现它们高度同源;③ 表达报告基因 tubulin-EGFP,在它的末尾连上 HID 的 3'UTR 区的靶点,同时转入 EP 表达的 *BANTAM*,发现 GFP 荧光明显下降,而且 5 个靶点同时存在的效果要比单个的好;④ 同时表达 *BANTAM* 和 *HID*,通过原位杂交,能检测内源表达的 *HID* 也能被 *BANTAM* 抑制。根据一个 miRNA 可能调节多个靶基因的理论,发现 *BANTAM* 能够促进细胞的增殖,很可能 *BANTAM* 还具有一个细胞增殖负调控的靶基因。

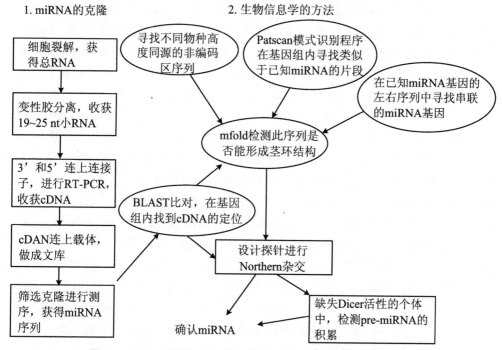

图 3.1 cDNA 克隆与生物信息学相结合的方法寻找 miRNA 基因

方形框为分子生物学方法,椭圆形框为生物信息学方法;每条路线都可以确定一个 miRNA。

Chen 等人[181]的方法略有不同。他们先用 miRNA 的 cDNA 克隆的方法在小鼠骨髓中克隆了 100 多个 miRNA,并且特别研究了其中 3 个的功能。结果发现在造血干细胞中异位表达 miR-181 能够促进造血干细胞的定向分化,但是没有找到它的靶基因。Xu 等人[182]通过 P 插入元件找到突变子,发现具有死亡抑制的功能,并证明编码 miR-14。通过功能缺失和异位表达的方法,证明 miR-14 有着抑制 reaper 导致的细胞死亡和参与脂肪代谢的功能。实验提出 miR-14 可能靶点是 Drice,但没有直接的证据证明。

3.2.2 计算机程序对靶基因的预测

从已有的资料看来,传统的方法寻找 miRNA 的靶基因比较艰难,由于目标不明确,效率较低,研究人员想到用生物信息学的方法来取代大量的分子克隆的工作,并且获得很好的目的性。

Stark 等人[112]的方法是首先构建一个在 D. melanogaster 和 D. pseadoobscura 中保守的 3'UTR 数据库能覆盖 D. melanogaster 三分之二的基因。用 HMMe 比对程序,找到能与 miRNA 前 8 个碱基配对的 3'UTR 靶序列;然后再用 mfold 对整个 miRNA:mRNA 靶序列进行动力学检测,并给出 ΔG 值;最后计算 Z 值,取 $Z \geqslant 3$ 作为筛选靶序列的阈值。通过这一程序成功地在数据库里找到 5 个已知的 miRNA 和它们的靶基因,同时预测出 3 个新的 miRNA 和它们的靶基因:miR-7 和 NOTCH、miR-2 和前凋亡基因、miR-277 和代谢酶类(但随后的生物学实验证据并不强)。结果可在 http://www.russell.embl.de/miRNAs 上查询。

Enright 等人[113]开发出一种计算机预测的方法:先从 D. melanogaster 和 D. pseadoobscura 中通过 blast 和 AVID 比对构建出 3'UTR 序列库;然后用 MiRanda 算法评价,MiRanda 是一个类似于 Smith-Whatman 的算法,但它是用来检测互补配对的(其中允许 G:U 配对),此外这一算法还加入了 RNA 二级结构预测的程序(来源于 RNAlib),能够从动力学角度预测 miRNA:靶 mRNA 的稳定性;再将在 3 种生物中检验前面的结果的保守性(D. melanogaster, D. pseudoobscura 和 A. gambiae),最后给出 S 值和 ΔG 值。这个方法考虑了以下几个特点:(1) 局部位置的互补比对;(2) RNA-RNA 双链自由能的预测;(3) 靶位点的保守性。结果显示,靶基因多是发育阶段特异表达的、与细胞分化、形态、发育协调相关的基因,而且有很多是转录因子。其中,他们提出 3'UTR 调节很类似于转录中的 5'promoter 的调节,这说明在这两个机制之间可能有一定的联系。结果可在 http://www.microrna.org 上查询。

Lewis 等人[114]开发了一个计算机预测的方法——TargetScan 法,用来预测哺乳动物内 miRNA 的靶基因。这一方法基于 2 点考虑:(1) 考虑 miRNA:mRNA (靶向基因 mRNA 片段)双链结构的稳定性;(2) 检测这些靶向基因 mRNA 的 3'UTR 区在不同物种间的保守性。此搜索方法重点强调了 miRNA 的第 2~8 个碱基,将这段序列作为搜索的"种子序列",必须严格配对;然后用 RNAfold 程序向两边延展寻找配对的序列;通过 RNAeval 给出自由能 G 值;最后给出 Z 值和 R 值,Z 值越大,R 值越小,靶向的可能性就越大。

通过对在人、小鼠、大鼠中保守的 miRNA 的搜索,找到了 451 个可能的

miRNA 靶向序列；通过对人、小鼠、大鼠、河豚 4 种动物中保守的 miRNA 搜索，找到了 115 个可能的靶向序列。结果可在网上查询(http://genes.mit.edu/targetscan)。

Kiriakidou 等人[115]开发一个"DIANA-microT"的程序，通过计算机来预测哺乳动物中 miRNA 的靶基因。Rehmsmeier 等人(Rehmsmeier M,Steffen P,2004)开发了一个"RNA-hybrid"的程序，来预测果蝇的 miRNA 的靶基因，他们的信息公布在互联网上(http://bibiserv.tech-fak.uni-bielefeld.de/rnahybrid/)。PicTar 是由 Krek 等人[117]开发的预测 miRNA 靶基因的软件，Krek 等人搜索了 8 个脊椎动物物种的基因组和现有的 miRNA，因而 PicTat 对靶基因预测具有较高的准确性。

John 等人[118]运用 miRanda 软件预测了 218 个哺乳动物的 miRNA 基因的靶基因，发现有 2000 个的哺乳动物的基因有着保守的 3'UTR 靶点，这些蛋白多数涉及转录因子、miRNA 机制本身相关的蛋白、泛素机制相关的蛋白，这些可能的靶蛋白说明 miRNA 的作用构建了一个反馈调控网络，并且根据他们的预测，占基因组数量 1%的 miRNA 基因可能调控着 10%的基因组蛋白。预测软件在互联网上(http://www.microrna.org)。

综合人们用计算机的方法预测 miRNA 的工作，发现各种计算方法都有如下的特点：(1) miRNA 及其靶向序列的保守性；(2) miRNA：靶 mRNA 配对中 5'端非常重要，其他位置允许 G：U 配对；(3) miRNA 与靶向基因可能是一对多的关系，如表 3.2 所示。

表 3.2 预测的 miRNA 及其可能的靶基因

miRNA	物种	靶基因	生物学作用
miR-7	果蝇	HLHm3,hairy 类的 HLH 转录因子,m4Brd 家族	NOTCH 介导的神经分化
miR-14	果蝇	grim,reaper,sickle	促凋亡
miR-1	人类	BDNF	生长因子神经发育
		G6PD	抗氧化性
miR-19a	人类	PTEN	肿瘤抑制基因
miR-23a	人类	SDF-1	造血体细胞的生长和定位
		BRN-3b POU-domain 转录因子	神经发育
miR-26a	人类	SMAD-1	TGF-β 通路
miR-34	人类	Delta-1 跨膜蛋白	激活 NOTCH
		Delta 的 NOTCH 1 跨膜受体	在分化中决定细胞的命运
miR-101	人类	ENX-1 polycomb 基因	造血细胞的增殖
		nMyc 类的 HLH 转录因子	前癌基因,细胞的分化和增殖
miR-130	人类	MCSF	单核吞噬细胞的调节

第 4 章　miRNA 调控参与 B-ALL 发生

Zanette 等[157]在 ALL 的 miRNA 图谱中发现,除 miR-17-92 基因簇外,miR-128b、miR-204、miR-218、miR-331 和 miR-181b-1 都发生上调。目前为止,更多的 miRNA 如何诱导 ALL 发生的确切证据还有待于阐明。

4.1　ALL 相关的 microRNA 的挖掘

4.1.1　ALL 相关 miRNA 挖掘的必要性

目前,由于无法对 ALL 随后复发 CNSL 的危险度进行准确的评估,以及颅脑放疗药物带来的神经毒副作用造成患者长期的神经认知功能障碍等[183],导致临床 ALL 治疗效果不佳。因此,CNSL 的预防性治疗与控制是 ALL 治疗中的关键问题。对 ALL 患者进行 CNSL 复发预测,并建立考虑 CNSL 复发因素在内的治疗方案对有效预防 CNSL 的复发和提高 ALL 存活率具有重要意义,而具备用于准确预测病人复发危险因素的分子标记是建立有效治疗方案的前提[184-186]。

尽管与 ALL 细胞遗传学和临床治疗相关的 miRNA 表达标签已有报道[62,160,187],但是现有的 miRNA 标签是不足够的,它们仅限于以往已知的 miRNA 序列。国内对 CNSL 的研究也做了一些探讨[188-191],对 miRNA 相关研究的热度及深度也逐渐呈上升趋势,但是,针对 ALL 复发 CNSL 相关的 miRNA 研究未见报道。那么,miRNA 是否可以作为预测 CNSL 复发的分子标签,哪些 miRNA 与 CNSL 的预后有关,其通过调控哪些通路引起 CNSL 复发等问题都亟待解决。因此,鉴定大量新的 miRNA 和其他小的调节 RNA 对于更深入地阐明它们在白血病发生过程中发挥的功能具有重要意义。

近年来,基于序列建立起来的测序方法大量应用于新 miRNA 鉴定和表达谱分析。多篇文献报道在不同的白血病细胞中,利用克隆测序的方法筛选到一些新的、与白血病病理有关的 miRNA。这些结果暗示了白血病细胞中仍有大量新的

miRNA 有待挖掘。最近，新的测序平台"Illumina massively parallel sequencing"在 AML 小鼠模型中应用的结果也提示了大规模测序平台是一种强有力的工具，可用于筛选未注释 miRNA[170]，特别是对于与疾病发生相关，但表达量相对较低或不保守的 miRNA 的挖掘，是一个较有效的方法。

应用基于合成测序(Sequencing-by-synthesis, SBS)方法分析 ALL 的小 RNA，本研究展示了一个较完整的 ALL 独特的小 RNA 表达模式，特别是经过 GO 分析，提示一部分 miRNA 可能与 ALL 随后 CNSL 复发相关，这些数据为进一步理解 ALL 复发的机理提供了有价值的前提基础。

4.1.2 获得已注释的小 RNA

为了发掘更多在以往对 ALL 研究中遗漏的 miRNA，我们采用了 SBS 方法对来自 ALL 患者(P)和正常人对照(N)的骨髓混合样品进行测序，获得两个小 RNA 库，各自产生 4418887(P)和 4132436(N)条测序序列。经过计算机过滤后，获得 831728(P)和 1993962(N)条，相对应于 60460(P)和 113414(N)条特定序列(18～30 nt)。采用 MegaBLAST[125]方法，将特定序列与人类基因组(Mar. 2006, version hg18, NCBI Build 36.1)(version2.2.18)相比对，全长完全匹配的序列保留下来用于进一步分析。分别代表了 608358(P)和 1327724(N)条测序序列的 15537(P)和 23859(N)个特定序列完全与人类基因组中 3905630 和 4119366 个基因座位相匹配，代表小 RNA 库测序结果的示意图和后续生物信息学分析结果见图 4.1。根据基因组序列已有的释义对这些匹配的序列进行注释(见表 4.1)，在两个库中共获得 472 个已注释的 miRNA。

表 4.1 正常人对照组和 ALL 病人组中小 RNA 测序序列分类分布

分类	正常人对照组（C）			患者组（P）		
	基因组座位	特征序列	全部序列	基因组座位	特征序列	全部序列
		113414	1993962		60460	831728
人类基因组 hg18	3905630	23859	1327742	4119366	15537	608358
已知 miRNAs		3276	1214819		2513	555758
已知 snoRNAs		1157	11715		994	7846
已知 tRNAs		2575	28030		1479	6726
已知 rRNAs		578	1323		735	984
已知 snRNAs		249	582		263	1011

续表

分类	正常人对照组（C）			患者组（P）		
	基因组座位	特征序列	全部序列	基因组座位	特征序列	全部序列
已知 scRNAs		647	9577		542	3824
RefSeq		1579	1822		990	1034
重复（>5拷贝）		1000	4746		665	1576
未注释		12798	55128		7356	29599

注：snoRNA：small nucleolar RNA；tRNA：transfer RNA；rRNA：ribosomal RNA；snRNA：small nuclear RNA；scRNA：small cytoplasmic RNA。

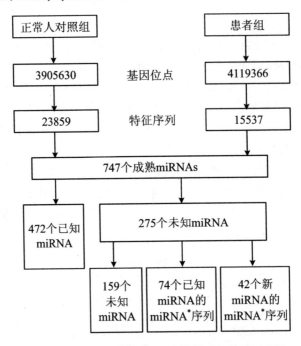

图 4.1 小 RNA 测序和生物信息学分析结果示意图

为了在未分类的测序序列中发掘新 miRNA，我们去除了所有已知的 miRNA、基因组重复子和其他一些小 RNA 的序列后，余下的测序序列进行基因组比对，结果发现，在正常人对照组中有 12798 条特定序列（对应于 55128 条测序序列）；在 ALL 组中有 7356 条特定序列（对应于 29599 条测序序列）未被注释。进而，对具有潜在 miRNA 的发卡结构的序列进行评估，根据标准如下：(1) z-score 小于 −3.0，这是显著区别 miRNA 与其他结构 RNA 的一条标准[192-194]；(2) 两组的测序序列中,至少有 3 条符合所预测的发卡结构;(3) 测序序列能够预测出相应的 miRNA*[195,196]。测序序列必须满足以上标准的第 1 以及第 2 或者第 3 条才可以纳入候选 miRNA。从两组测序数据中,我们获得了 275 个候选 miRNA,其中 159 个候选 miRNA 和 116 个候选 miRNA*。通过分析 miRNA 前体序列,两个库中共发现了 74 个已知 miRNA 对应的新 miRNA*(见表 4.2)。成熟的 miRNA 由具有发卡结构的前体的"茎"部序列加工而来;而 miRNA* 序列则由与"茎"相对应、序列上相互补的部分加工而来,因此,miRNA* 与成熟 miRNA 相互补[195]。本研究中发现候选 miRNA 与其相应的 miRNA* 的存在事实,再一次验证了 Ruby[196] 关于 Dicer 对 RNA 发卡结构加工具有某些特点的观点。根据上述严格的标准,159 个候选 miRNA 基因中筛选了 42 个新 miRNA,其中,22 个只存在于正常人对照组中,5 个只存在于 ALL 患者组中;15 个在两组中都有存在(见表 4.3、图 4.2(b))。

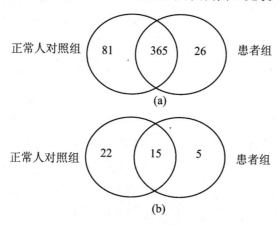

图 4.2　表示分别从 ALL 患者和正常人对照两组中获得的已知 miRNA 和已知 miRNA 相应的新 miRNA*

(a)在单个组中特有的或两组中共有的已知 miRNA。(b)在单个组中特有的或两组中共有的已知 miRNA 对应的新 miRNA*。

表 4.2　74 个新发现的对应已知 miRNA 的 miRNA*

miRNA	序　列
hsa-miR-98*①	CTATACAACTTACTACTTTCC
hsa-miR-103-2*	AGCTTCTTTACAGTGCTGCCTTGT
hsa-miR-101-2*	CGGTTATCATGGTACCGATGCT
hsa-miR-107*	AGCTTCTTTACAGTGTTGCCTTGT
hsa-miR-128-2*	GGGGGCCGATACACTGTACGAG

① *表示特定 miRNA 星号序列,下同。

miRNA	序　列
hsa-miR-147b-5p	TGGAAACATTTCTGCACAAACT
hsa-miR-181b-1*	CTCACTGAACAATGAATGCAA
hsa-miR-181b-2*	ACTCACTGATCAATGAATGCA
hsa-miR-196b*	TCGACAGCACGACACTGCCTTCA
hsa-miR-197*	CGGGTAGAGAGGGCAGTGGGAGG
hsa-miR-301a-5p	GCTCTGACTTTATTGCACTACT
hsa-miR-345*	GCCCTGAACGAGGGGTCTGGAG
hsa-miR-376b-5p	GTGGATATTCCTTCTATGTTTA
hsa-miR-421*	CTCATTAAATGTTTGTTGAATGA
hsa-miR-450a-1*	ATTGGGAACATTTTGCATGTAT
hsa-miR-450a-2*	TTGGGGACATTTTGCATTCAT
hsa-miR-451*	TTTAGTAATGGTAATGGTTCT
hsa-miR-503*	GGGGTATTGTTTCCGCTGCCAGG
hsa-miR-511-1-3p	AATGTGTAGCAAAAGACAGAA
hsa-miR-539-3p	ATACAAGGACAATTTCTTTTT
hsa-miR-548e*	CAAAAGCAATCGCGGTTTTTG
hsa-miR-548g-5p	CAAAAGTAATTGCAGTTTTT
hsa-miR-548h-2-3p	ACCACAATTACTTTTGCACC
hsa-miR-548h-3-3p	CAAAAACTGCAATTACTTTTG
hsa-miR-548h-4-3p	CAAAAACCGCAATTACTTTTG
hsa-miR-548j*	CAAAAACTGCATTACTTTTG
hsa-miR-548k-3p	AAAAACCGCAATTATTTTGCT
hsa-miR-548l-3p	TGGCAAAAACTGCAGTTACTT
hsa-miR-559-3p	TTTGGTGCATATTTACTTTAGG
hsa-miR-561-5p	ATCAAGGATCTTAAACTTTG
hsa-miR-570-5p	AAAGGTAATTGCAGTTTTTCCCA
hsa-miR-577-3p	GGTTTCAATACTTTATCTGCTCT
hsa-miR-579-5p	TCGCGGTTTGTGCCAGATGACG

续表

miRNA	序列
hsa-miR-580-5p	TAATGATTCATCAGACTCAGAT
hsa-miR-599-5p	TTTGATAAGCTGACATGGGACA
hsa-miR-600-5p	CATAGGAAGGCTCTTGTCTGTC
hsa-miR-627-3p	TCTTTTCTTTGAGACTCACT
hsa-miR-651-3p	AAAGGAAAGTGTATCCTA
hsa-miR-652-5p	ACAACCCTAGGAGAGGGTGC
hsa-miR-653-3p	ACTGGAGTTTGTTTCAATA
hsa-miR-659-5p	AGGACCTTCCCTGAACCAAGGA
hsa-miR-660*	ACCTCCTGTGTGCATGGATTA
hsa-miR-766-5p	AGGAGGAATTGGTGCTGGTCTTT
hsa-miR-873-3p	GGAGACTGATGAGTTCCCGGGA
hsa-miR-874-5p	CGGCCCCACGCACCAGGGTAAGA
hsa-miR-1247-3p	CGGGAACGTCGAGACTGGAGC
hsa-miR-1249-5p	AGGAGGGAGGAGATGGGCCAAGTT
hsa-miR-1255a-3p	CTATCTTCTTTGCTCATCCTTG
hsa-miR-1259-3p	AGCCAGTTTCTGTCTGATA
hsa-miR-1270-3p	AGGCTTTTCTTTATCTTCTATG
hsa-miR-1271-3p	AGTGCCTGCTATGTGCCAGGCA
hsa-miR-1277-5p	TATATATATATATGTACGTATG
hsa-miR-1278-5p	ATGATATGCATAGTACTCCC
hsa-miR-1284-3p	AAAGCCCATGTTTGTATTGGAA
hsa-miR-1292-3p	TCGCGCCCGGCTCCCGTTCCA
hsa-miR-1302-3-5p	TAGCATAAATATTTCCCAAGCTT
hsa-miR-1303-5p	AGCGAGACCTCAACTCTACAATT
hsa-miR-1306-5p	CCACCTCCCCTGCAAACGTCCA
hsa-miR-1307-5p	TCGACCGGACCTCGACCGGCT
hsa-miR-1826-3p	GCCTGTCTGAGCGTCGCT
hsa-miR-212-5p	ACCTTGGCTCTAGACTGCTTA

续表

miRNA	序列
hsa-miR-365-1-5p	AGGGACTTTTGGGGGCAGATGTG
hsa-miR-365-2-5p	AGGGACTTTCAGGGGCAGCTGTG
hsa-miR-382-3p	AATCATTCACGGACAACACT
hsa-miR-548f-4-5p	AAAAGTAATAGTGGTTTTTGC
hsa-miR-548p-5p	AAAATTAATTGCAGTTTTT
hsa-miR-597-3p	AGTGGTTCTCTTGTGGCTCAAG
hsa-miR-619-5p	TGCTGGGATTACAGGCATGAG
hsa-miR-642-3p	AGACACATTTGGAGAGGG
hsa-miR-643-5p	ACCTGAGCTAGAATACAAGTAG
hsa-miR-942-3p	CACATGGCCGAAACAGAGAAGT
hsa-miR-1255b-2-3p	CACTTTCTTTGCTCATCCAT
hsa-miR-1256-3p	CTAAAGAGAAGTCAATGCATGA

表 4.3　ALL 患者和正常人对照两组中获得 42 个新 miRNA

miRNA	序列	C组中 miRNA 数目	P组中 miRNA 数目	C组中 miRNA* 数目	P组中 miRNA* 数目
hsa-miR-1832	TCCACATGTAAAAAAATGAATC	7	0	3	4
hsa-miR-1836	AAAAGTTATTGTGGTTTTTGCT	8	0	3	2
hsa-miR-1842	AAAACCGTCTAGTTACAGTTGT	355	4	44	0
hsa-miR-1845	ACATGGAGTTCAGGTGAGGATT	1	0	0	1
hsa-miR-1851	AGACCCATTGAGGAGAAGGTTC	4	0	1	0
hsa-miR-1852	CCTGCAACTTTGCCTGATCAGA	66	2	40	1
hsa-miR-1855	AAAAGTAATTGTTGTTCTTGCC	0	3	0	1
hsa-miR-1859	ATCCCCAGATACAATGGACAAT	103	14	121	14
hsa-miR-1866	CATCAGAATTCATGGAGGCTAGA	30	2	6	0
hsa-miR-1872	TCTCAGTAAGTGGCACTCTGTC	0	1	0	1
hsa-miR-1876	AGCTTTTGGGAATTCAGGTAG	6	1	1	1
hsa-miR-1886	GCAAAGACCACGATTACTTTT	2	0	2	0
hsa-miR-1889	TCCAGTACATATAAAGAGACTT	2	0	1	0

续表

miRNA	序 列	C组中miRNA数目	P组中miRNA数目	C组中miRNA*数目	P组中miRNA*数目
hsa-miR-1896	TTCAGTGTAACTCAACATTTGA	3	0	4	0
hsa-miR-1901	AATTACAGATTGTCTCAGAGAA	175	51	21	6
hsa-miR-1906	TGAGGAGATCGTCGAGGTTGG	4	0	1	0
hsa-miR-1909	TTAGCCAATTGTCCATCTTTAG	3	1	3	0
hsa-miR-1911	CACTTGTAATGGAGAACACT	2	0	0	1
hsa-miR-1915	CAGACAGCTTGCACTGACT	1	0	1	0
hsa-miR-1916	AAAATCCTTTTTGTTTTCCAG	3	0	1	0
hsa-miR-1917	CACAAGATGCCTAGTTAAATTT	1	0	1	1
hsa-miR-1923	AAATACCACAGTTACTTTTGCA	2	0	0	1
hsa-miR-1926	TATCGTGCATATATCTACCACAT	2	0	1	3
hsa-miR-1929	TTAATATGTACTGACAAAGCGT	4	0	4	0
hsa-miR-1930	CCTCCCACTGCAGAGCCTGGGGA	1	0	0	1
hsa-miR-1932	TTGTGAAGAAAGAAATTCTTA	12	0	4	1
hsa-miR-1940	CCAGAGAAGGCTGCTCCTCACCA	1	0	0	1
hsa-miR-1941	AAGAGTTACTAGAACTATT	2	0	2	0
hsa-miR-1942	AATTTATTCTTGGTAGGTTGT	1	0	2	0
hsa-miR-1945	TGGGACTGATCTTGATGTCT	5	9	0	1
hsa-miR-1946	TTTAGTACCTATAATGTGCTAG	2	0	0	1
hsa-miR-1947	TGTTGTACTTTTTTTTTTGTTC	120	12	23	2
hsa-miR-1953	GCCCTGCCTGTTTTCTCCTTTG	1	1	1	1
hsa-miR-1955	AGCAATACTGTTACCTGAAAT	2	4	1	0
hsa-miR-1962	AGAAGGGTGAAATTTAAACGT	7	3	1	0
hsa-miR-1963	AGAAGGGTGAAATTTAAACGT	7	3	1	0
hsa-miR-1964	AGAAGGGTGAAATTTAAACGT	7	3	1	0
hsa-miR-1967	TAGCTGTAGCTTTAGCAGAGC	0	1	0	1
hsa-miR-1971	TAGCCTTCAGATCTTGGTGTTT	125	11	34	0
hsa-miR-1972	TGAGACAGGCTTATGCTGCTA	0	4	0	1
hsa-miR-1975	CAAAAGTAATTGTGGTTTTTGTT	0	1	0	1
hsa-miR-1984	AATCTGAGAAGGCGCACAAGGTT	2	0	1	0

4.1.3 获得一批 ALL 特异的新 miRNA

为了深入阐明 miRNA 在 ALL 中可能参与的调控作用,我们应用 SBS 测序方法对 ALL 患者和正常人的小 RNA 进行大规模测序分析比较,获得了 ALL 相关的 miRNA 表达谱。

本研究共鉴定了 275 个新的 miRNA/miRNA*。其中 20 个在 ALL 病人组中呈现显著性差异,差异倍数>2.0,$p<0.001$,包括 6 个上调和 14 个下调表达的 miRNA。进而,从中随机挑选两个 miRNA:miR-1842 和 miR-1852,采用 qRT-PCR 方法进一步验证其表达量。结果显示,miR-1842 和 miR-1852 分别在 80%(16/20)和 65%(13/20)的 ALL 病人中显著性低表达,提示了这些新 miRNA 可能与 ALL 病理学相关。Schotte[187]等利用克隆测序的方法在 ALL 样品中也鉴定了 8 个新 miRNA 基因,但是,我们在进行比对分析时发现这 8 个 miRNA 基因序列多数位于 tRNA、rRNA、AluSx、HY3 RNA、HY5 RNA 或是由于二级结构不理想而被剔除了。

除此之外,本研究分析获得 144 个差异表达的已知 miRNA(见表 4.2、表 4.3),增加和补充了以往对 ALL 相关 miRNA 的报道,提示了可能存在大量的 miRNA 共同作用参与 ALL 的进程。其中 miR-9、miR-181a 和 miR-128 表现出显著高表达;而 miR-582-5p、miR-223、miR-143、miR-126 表现出显著低表达。这些极显著差异表达的 miRNA 可能在 ALL 病理学中发挥着关键作用。

大规模测序结果中显现出来的在 ALL 病人中存在大量差异表达的 miRNA,包括新发现的和已注释的,这些 miRNA 的调控作用可能参与 ALL 发生或 CNS 复发的过程。目前最新的 RNA 转录组学已被广泛接受和认可,但在后续的基因表达鉴定和功能分析方面,除生物信息学分析外,仍需大量的实验手段进行验证。

4.1.4 ALL 组中已知 miRNA 和新 miRNA 的差异表达

我们对正常人对照组和 ALL 患者组中 miRNA 表达谱做了系统性的分析,共比较了两组中 847 个 miRNA(包括 miRNA*)(miRBase 11.0)的相对表达量,结果显示,其中的 472 个 miRNA 单独存在于正常人对照或 ALL 患者组中。与正常人对照组中已知 miRNA 的表达量相比,ALL 组中有 144 个差异表达,其中 77 个和 67 个 miRNA 分别表现为显著上调或下调,差异倍数>2.0,$p<0.001$(见表 4.4)。患者组中前 40 个最显著的,测序频率>200,且差异倍数>2.0,$p<0.001$ 的 miRNA(见表 4.5)。其中,miR-9、miR-181a 和 miR-128 表现出显著高表达;而

miR-582-5p、miR-223、miR-143、miR-126 表现出显著低表达(见图 4.3)。对于这些显著差异的 miRNA,我们随机挑选了 miR-223 用 qRT-PCR 做进一步的验证,结果显示,在 85%(17/20)ALL 患者中,miR-223 显著下调表达,差异倍数>2.0(部分结果见图 4.4(a))。一些 miRNA*,比如 miR-9*、miR-181* 在 ALL 患者中显著高表达;而另一些 miRNA* 如 miR-223*、miR-145* 却显著低表达,差异倍数>2.0,$p<0.001$,提示 miRNA* 也参与 ALL 的发生过程。本研究中的部分数据与以往报道的芯片处理的结果相一致[49]。例如:在 ALL 患者组中,miR-128、miR-130b 和 miR-210 上调,miR-424、miR-223、miR-23a 和 miR-27a 下调,这些结果提示了不同的分析平台中,miRNA 的表达结果是相一致的,也反映了新的深度测序技术的可信性。

表 4.4　ALL 组中 144 个显著差异表达的已知 miRNA

(差异倍数>2.0,$p<0.001$)

miRNA	正常人对照组序列	患者组序列	正常人对照组中的百分比	患者组中的百分比	差异倍数	p 值
hsa-miR-9	60	2072	1.317236249	98.68276375	74.91652603	0
hsa-miR-181a	3500	12324	11.57573753	88.42426247	7.638758413	0
hsa-miR-128	1820	5995	12.27611449	87.72388551	7.145899914	0
hsa-miR-181b	1153	3043	14.86883091	85.13116909	5.725478324	0
hsa-miR-363	1080	2738	15.38503118	84.61496882	5.499824332	0
hsa-miR-342-3p	1110	2076	19.77316386	80.22683614	4.057359596	0
hsa-miR-92a	10300	15451	23.50559187	76.49440813	3.254306829	0
hsa-miR-107	7581	10152	25.60740043	74.39259957	2.90512111	0
hsa-miR-103	35550	33204	33.04435444	66.95564556	2.026235546	0
hsa-miR-101	18304	2551	76.78453693	23.21546307	0.30234555	0
hsa-miR-23a	6732	833	78.83727347	21.16272653	0.268435546	0
hsa-miR-142-3p	5768	635	80.72137147	19.27862853	0.238829299	0
hsa-miR-27a	5144	539	81.47871529	18.52128471	0.227314393	0
hsa-miR-451	73984	5940	85.16612586	14.83387614	0.174175781	0
hsa-miR-199b-3p	10328	603	88.7579049	11.2420951	0.126660213	0
hsa-miR-144*	4316	134	93.689641	6.310358996	0.06735386	0
hsa-miR-143	6537	128	95.92522673	4.074773272	0.042478641	0
hsa-miR-223	112309	1912	96.43826309	3.561736913	0.036932819	0

续表

miRNA	正常人对照组序列	患者组序列	正常人对照组中的百分比	患者组中的百分比	差异倍数	p 值
hsa-miR-144	2811	125	91.20183923	8.798160773	0.096469116	4.01E-301
hsa-let-7d	5362	5112	32.59186164	67.40813836	2.06825063	1.42E-299
hsa-miR-192	3308	3534	30.14218949	69.85781051	2.317609028	2.27E-263
hsa-miR-181a*	216	921	9.756031148	90.24396885	9.250069776	5.73E-261
hsa-miR-130b	447	1157	15.11670873	84.88329127	5.615196588	2.12E-245
hsa-miR-378	2762	3062	29.36831001	70.63168999	2.405030796	8.65E-245
hsa-miR-424	2793	227	85.01110221	14.98889779	0.176316945	4.57E-224
hsa-miR-30e*	3195	349	80.84269274	19.15730726	0.236970178	4.72E-206
hsa-miR-148a	2983	305	81.845629	18.154371	0.221812346	2.73E-203
hsa-miR-122	35	472	3.305143273	96.69485673	29.25587448	4.39E-190
hsa-miR-223*	3775	580	75.00123379	24.99876621	0.3333114	2.92E-170
hsa-miR-486-5p	2038	176	84.22135081	15.77864919	0.187347477	9.40E-158
hsa-miR-9*	2	305	0.301356301	99.6986437	330.8331145	3.17E-150
hsa-miR-335	1395	65	90.81967181	9.180328185	0.101083036	6.92E-148
hsa-miR-92a-1*	37	377	4.328179676	95.67182032	22.10440127	8.37E-144
hsa-miR-199b-5p	1062	21	95.88668279	4.113317205	0.04289769	1.86E-141
hsa-miR-20a	1530	1710	29.20031403	70.79968597	2.424620704	8.82E-140
hsa-miR-374a*	1592	132	84.75476505	15.24523495	0.179874665	5.48E-127
hsa-miR-17	1663	1728	30.72960831	69.27039169	2.254190518	3.12E-123
hsa-miR-19b	2132	296	76.85260047	23.14739953	0.301192144	1.90E-109
hsa-miR-542-3p	1384	142	81.79405854	18.20594146	0.222582689	3.71E-95
hsa-miR-130a	695	894	26.38130681	73.61869519	2.790563029	6.71E-93
hsa-miR-181d	513	709	25.01093549	74.98906451	2.998251087	5.95E-82
hsa-miR-499-5p	234	465	18.82890905	81.17109095	4.310982156	5.00E-81
hsa-miR-30a	943	76	85.11796676	14.88203324	0.174840093	2.32E-77
hsa-miR-17*	289	499	21.07136843	78.92863157	3.745776258	9.66E-76
hsa-miR-598	149	359	16.05925858	83.94074142	5.226937533	8.33E-74

续表

miRNA	正常人对照组序列	患者组序列	正常人对照组中的百分比	患者组中的百分比	差异倍数	p 值
hsa-miR-181c	150	336	17.06644723	82.93355277	4.859450337	1.94E-65
hsa-miR-1295	0	126	0	100	#DIV/0!	1.41E-64
hsa-miR-193b*	4	129	1.409183709	98.59081629	69.96306847	1.26E-59
hsa-miR-582-5p	405	5	97.39159169	2.608408306	0.026782685	9.31E-59
hsa-let-7c	1131	158	76.74223184	23.25776816	0.303063484	1.35E-58
hsa-miR-181a-2*	44	196	9.377626045	90.62237395	9.663679648	2.29E-58
hsa-miR-10a	454	15	93.31177339	6.688226607	0.071676128	6.64E-55
hsa-miR-25*	59	201	11.91801476	88.08198524	7.390659184	1.55E-52
hsa-miR-425	1352	260	70.56207811	29.43792189	0.417191822	4.80E-45
hsa-miR-124	0	85	0	100	#DIV/0!	5.78E-44
hsa-miR-532-5p	510	41	85.14967946	14.85032054	0.174402542	9.86E-43
hsa-miR-548a-3p	33	142	9.675874591	90.32412541	9.334983061	3.30E-42
hsa-miR-1246	2	87	1.048561065	98.95143894	94.36879003	1.09E-41
hsa-miR-450a	1001	171	72.96094028	27.03905972	0.370596371	1.51E-40
hsa-miR-338-3p	561	58	81.68018875	18.31981125	0.224287083	1.90E-39
hsa-miR-1277	242	2	98.23868792	1.761312076	0.017928905	4.69E-37
hsa-let-7e	100	202	18.57982198	81.42017802	4.382182893	6.45E-37
hsa-miR-143*	342	22	87.75379286	12.24620714	0.139551884	7.16E-33
hsa-miR-145*	206	1	98.95786917	1.042130831	0.010531056	8.13E-33
hsa-miR-130b*	66	155	16.40743711	83.59256289	5.094797093	1.95E-32
hsa-miR-618	230	7	93.80641807	6.193581928	0.06602514	3.66E-29
hsa-miR-145	173	1	98.76154311	1.23845689	0.01253987	1.75E-27
hsa-miR-196b	179	2	97.63345508	2.366544923	0.024239078	5.43E-27
hsa-miR-342-5p	95	166	20.87361565	79.12638335	3.790736635	6.79E-27
hsa-miR-126	245	12	90.39497338	9.605026616	0.106256203	7.29E-27
hsa-miR-99a	181	4	95.42508427	4.574915726	0.047942486	7.58E-25
hsa-miR-625*	4	56	3.187600021	96.81239998	30.37156461	2.62E-24

续表

miRNA	正常人对照组序列	患者组序列	正常人对照组中的百分比	患者组中的百分比	差异倍数	p 值
hsa-miR-193b	2	51	1.775579672	98.22442033	55.31963553	4.92E-24
hsa-miR-629	37	99	14.69593224	85.30406776	5.804604046	2.15E-23
hsa-miR-206	1	46	0.992139441	99.00786056	99.79228371	7.79E-23
hsa-miR-1274b	479	78	73.89546305	26.10453695	0.353263054	1.18E-21
hsa-miR-106a	99	147	23.68979699	76.31020301	3.221226549	2.97E-20
hsa-miR-18a	222	240	29.89273383	70.10726617	2.345294564	3.00E-20
hsa-miR-34c-5p	126	1	98.30739824	1.692601756	0.01721744	6.42E-20
hsa-miR-1271	9	52	7.38863671	92.61136329	12.5342965	1.66E-18
hsa-miR-504	106	0	100	0	0	2.96E-18
hsa-miR-1	133	164	27.21054001	72.78945999	2.675046507	1.20E-17
hsa-miR-21*	258	31	79.32327491	20.67672509	0.260664037	6.49E-17
hsa-miR-320b	127	156	27.28682937	72.71317063	2.664771698	8.69E-17
hsa-miR-30a*	103	1	97.93723505	2.062764953	0.021062111	3.10E-16
hsa-miR-582-3p	83	0	100	0	0	1.74E-14
hsa-miR-24-2*	144	10	86.90720362	13.09279638	0.150652602	3.18E-14
hsa-miR-425*	292	52	72.13284267	27.86715733	0.386331057	2.33E-12
hsa-miR-941	103	5	90.47231059	9.527689411	0.105310557	3.66E-12
hsa-miR-548e	432	98	67.01820692	32.98179308	0.492131834	1.05E-11
hsa-miR-590-3p	181	24	77.66055871	22.33944129	0.287654913	2.50E-11
hsa-miR-365	79	2	94.79378728	5.206212721	0.054921455	2.72E-11
hsa-miR-651	152	17	80.47447879	19.52552121	0.24262998	3.26E-11
hsa-miR-625	64	85	25.76502134	74.23497866	2.881231017	5.28E-11
hsa-miR-181c*	31	57	20.04453042	79.95546958	3.988892126	6.46E-11
hsa-miR-197	113	9	85.26720277	14.73279723	0.172783869	9.97E-11
hsa-miR-221*	326	68	68.84623017	31.15376983	0.452512356	1.03E-10
hsa-miR-576-3p	134	14	81.52261635	18.47738365	0.226653467	1.46E-10
hsa-miR-19a*	12	36	13.31878493	86.68121507	6.508192416	2.91E-10

续表

miRNA	正常人对照组序列	患者组序列	正常人对照组中的百分比	患者组中的百分比	差异倍数	p 值
hsa-miR-577	4	25	6.868729014	93.13127099	13.5587342	5.50E-10
hsa-miR-106a*	24	46	19.38731501	80.61268499	4.158011821	1.88E-09
hsa-miR-190b	87	6	86.98574753	13.01425247	0.149613619	3.51E-09
hsa-miR-210	14	35	15.56785217	84.43214783	5.42349368	4.57E-09
hsa-miR-1301	33	52	22.63239925	77.36760075	3.418444501	7.98E-09
hsa-miR-95	44	60	25.26356671	74.73643329	2.95826928	1.56E-08
hsa-miR-20b*	18	37	18.31730957	81.68269043	4.459317026	2.37E-08
hsa-miR-500*	82	87	30.28763129	69.71236871	2.301677806	2.97E-08
hsa-miR-7-1*	114	107	32.93602762	67.06397238	2.036188855	6.69E-08
hsa-miR-1303	1	15	2.981429089	97.01857091	32.54096208	1.08E-07
hsa-miR-664	52	2	92.29874379	7.701256209	0.083438364	3.30E-07
hsa-miR-20a*	48	58	27.6139711	72.3860289	2.621355279	3.31E-07
hsa-miR-652	112	16	76.34089395	23.65910605	0.309913925	4.22E-07
hsa-miR-421	89	86	32.29690713	67.70309287	2.096271714	4.99E-07
hsa-miR-1258	0	11	0	100	#DIV/0!	9.26E-07
hsa-miR-886-3p	63	5	85.31153707	14.68846293	0.172174403	1.35E-06
hsa-miR-550*	41	1	94.9746867	5.025313298	0.052912133	1.87E-06
hsa-miR-30d*	14	26	19.88513938	80.11486062	4.028881019	6.14E-06
hsa-miR-450b-3p	37	1	94.461499	5.538501003	0.058632364	7.71E-06
hsa-miR-19b-1*	0	9	0	100	#DIV/0!	9.38E-06
hsa-miR-137	0	9	0	100	#DIV/0!	9.38E-06
hsa-miR-18b	34	41	27.65457566	72.34542434	2.616038128	1.45E-05
hsa-miR-335*	20	30	23.50675563	76.49324437	3.254096208	1.48E-05
hsa-miR-501-3p	16	26	22.0981246	77.9018754	3.525270892	2.26E-05
hsa-miR-27b*	14	24	21.19107805	78.80892195	3.718967095	2.72E-05
hsa-miR-184	0	8	0	100	#DIV/0!	2.99E-05
hsa-miR-454	110	21	70.71347139	29.28652861	0.414157699	3.72E-05

miRNA	正常人对照组序列	患者组序列	正常人对照组中的百分比	患者组中的百分比	差异倍数	p 值
hsa-miR-505*	35	40	28.74131936	71.25868064	2.479311396	3.90E-05
hsa-miR-548j	60	57	32.66983514	67.33016486	2.060927598	4.49E-05
hsa-miR-574-3p	37	2	89.50430232	10.49569768	0.117264728	5.13E-05
hsa-miR-641	28	34	27.51585467	72.48414533	2.634268359	6.30E-05
hsa-miR-23b*	4	13	12.42152425	87.57847575	7.050541784	7.02E-05
hsa-miR-345	110	22	69.74086762	30.25913238	0.433879494	7.29E-05
hsa-miR-573	1	9	4.872207539	95.12779246	19.52457725	7.37E-05
hsa-miR-18a*	1	9	4.872207539	95.12779246	19.52457725	7.37E-05
hsa-miR-584	29	1	93.03997623	6.960023766	0.074806809	0.000126975
hsa-miR-140-5p	34	2	88.6830169	11.3169831	0.127611616	0.000137059
hsa-miR-942	30	33	29.53043171	70.46956829	2.386337219	0.000255978
hsa-miR-153	0	6	0	100	#DIV/0!	0.000302427
hsa-miR-505	70	12	72.89178501	27.10821499	0.371896709	0.000321308
hsa-miR-628-5p	39	4	81.79943678	18.20056322	0.222502305	0.000463336
hsa-miR-1255a	43	5	79.85590672	20.14409328	0.25225552	0.000468936
hsa-miR-574-5p	30	2	87.36474314	12.63525686	0.144626498	0.000498687
hsa-miR-1254	2	8	10.33315125	89.66684875	8.677589888	0.000846081
hsa-miR-200a	8	14	20.84877195	79.15122805	3.796445576	0.000882212

表 4.5 ALL 组中前 20 个上调和 20 个下调表达的已知 miRNA
(拷贝数>200,差异倍数>2.0,p<0.001)

miRNA	正常人对照组序列	患者组序列	正常人对照组中的百分比	患者组中的百分比	差异倍数	p 值
hsa-miR-9*	2	305	0.301534545	99.69846546	330.6369606	3.17E-150
hsa-miR-9	60	2072	1.318007414	98.68199259	74.87210737	0
hsa-miR-122	35	472	3.307039239	96.69296076	29.23852842	4.39E-190
hsa-miR-92a-1*	37	377	4.330636215	95.66936793	22.09129538	8.37E-144

续表

miRNA	正常人对照组序列	患者组序列	正常人对照组中的百分比	患者组中的百分比	差异倍数	p 值
hsa-miR-181a-2*	44	196	9.382667426	90.61733257	9.657949968	2.29E-58
hsa-miR-181a*	216	921	9.761254046	90.23874595	9.24458533	5.73E-261
hsa-miR-181a	3500	12324	11.58180959	88.41819041	7.634229327	0
hsa-miR-25*	59	201	11.92424214	88.07575786	7.386277198	1.55E-52
hsa-miR-128	1820	5995	12.2825029	87.7174971	7.141663048	0
hsa-miR-181b	1153	3043	14.87633975	85.12366025	5.722083638	0
hsa-miR-130b	447	1157	15.1243205	84.8756795	5.61186729	2.12E-245
hsa-miR-363	1080	2738	15.39275356	84.60724644	5.496563438	0
hsa-miR-598	149	359	16.06725512	83.93274488	5.223838436	8.33E-74
hsa-miR-181c	150	336	17.07484328	82.92515672	4.856569127	1.94E-65
hsa-let-7e	100	202	18.58879567	81.41120433	4.379584659	6.45E-37
hsa-miR-499-5p	234	465	18.83797521	81.16202479	4.308426137	5.00E-81
hsa-miR-342-3p	1110	2076	19.78257388	80.21742612	4.054953952	0
hsa-miR-17*	289	499	21.08123391	78.91876609	3.743555355	9.66E-76
hsa-miR-92a	10300	15451	23.51625748	76.48374252	3.252377322	0
hsa-miR-181d	513	709	25.02206071	74.97793929	2.996473398	5.95E-82
hsa-miR-486-5p	2038	176	84.2292307	15.7707693	0.187236297	9.40E-158
hsa-miR-374a*	1592	132	84.76242675	15.23757325	0.179768016	5.48E-127
hsa-miR-424	2793	227	85.01865785	14.98134215	0.176212405	4.57E-224
hsa-miR-30a	943	76	85.12547797	14.87452203	0.174736429	2.32E-77
hsa-miR-532-5p	510	41	85.15717745	14.84282255	0.174299137	9.86E-43
hsa-miR-451	73984	5940	85.17361499	14.82638501	0.174072511	0
hsa-miR-143*	342	22	87.76016503	12.23983497	0.139469143	7.16E-33
hsa-miR-199b-3p	10328	603	88.76382148	11.23617852	0.126585115	0
hsa-miR-126	245	12	90.40012158	9.599878416	0.106193202	7.29E-27
hsa-miR-335	1395	65	90.82461549	9.175384514	0.101023103	6.92E-148
hsa-miR-144	2811	125	91.20659702	8.793402975	0.096411918	4.01E-301

续表

miRNA	正常人对照组序列	患者组序列	正常人对照组中的百分比	患者组中的百分比	差异倍数	p 值
hsa-miR-10a	454	15	93.31547383	6.684526175	0.071633631	6.64E-55
hsa-miR-144*	4316	134	93.6931465	6.306853498	0.067313926	0
hsa-miR-618	230	7	93.80986298	6.190137016	0.065985994	3.66E-29
hsa-miR-199b-5p	1062	21	95.88902136	4.110978643	0.042872256	1.86E-141
hsa-miR-143	6537	128	95.92754431	4.072455693	0.042453455	0
hsa-miR-223	112309	1912	96.4402997	3.559700301	0.036910921	0
hsa-miR-582-5p	405	5	97.39309792	2.606902075	0.026766805	9.31E-59
hsa-miR-1277	242	2	98.23971384	1.760286162	0.017918275	4.69E-37
hsa-miR-145*	206	1	98.95848062	1.041519378	0.010524812	8.13E-33

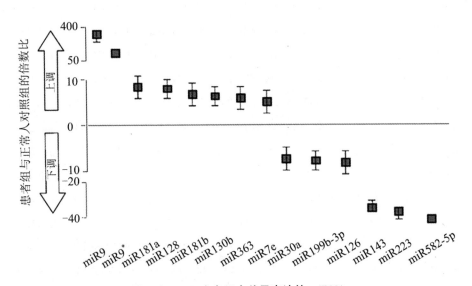

图 4.3 ALL 患者组中差异表达的 miRNA

箱图(中位值和四分位值)表示 ALL 的样品中 miRNA 与正常人对照的样品差异倍数的分布情况。

为了进一步考察新 miRNA 与疾病发生的相关性,我们又比较了两组数据中新 miRNA 的相对表达量。在 275 个新鉴定的 miRNA/miRNA* 中,有 20 个表现出显著性差异,差异倍数>2.0, $p<0.001$,其中,6 个 miRNA 表现出上调,而其他的 14 个则表现为下调(见表 4.6)。其中,极显著性高表达的 miRNA 是:miR-1943、miR-1841、miR-1931、miR-1987、miR-1890、miR-1902;而极显著性低表达的

是miR-1893、miR-1971*、miR-1834、miR-1842*、miR-1842。进而,我们随机选择了3个低表达的miRNA候选基因——miR-1842,miR-1859*和miR-1852,在20个ALL患者和3个正常人的样品中用qRT-PCR方法进一步验证。结果显示,这3个miRNA候选基因均能在ALL样品中检测到,有意思的是,miR-1842(16/20)、miR-1852(13/20)和miR-1859*(14/20)在大多数ALL病人中显著性低表达,这与我们采用Solexa测序的结果相一致,提示了这些新miRNA可能参与了ALL病理发生过程(部分结果见图4.4(b)~(d))。

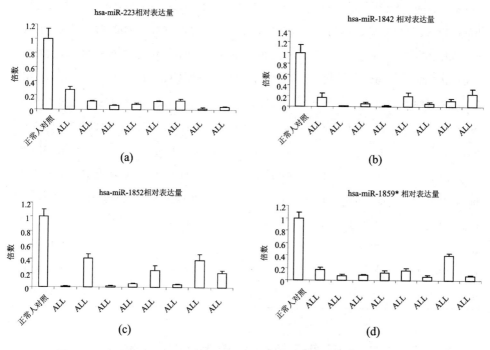

图4.4 qRT-PCR验证比较4个miRNA在ALL和正常人对照中的表达量

表4.6 ALL组中前6个上调和14个下调表达的新miRNA

(差异倍数>2.0,$p<0.001$)

miRNA	正常人对照组序列	疾病组序列	正常人对照组中的百分比	患者组中的百分比	差异倍数	p值
hsa-miR-1943	0	31	0	100		8.15E-17
hsa-miR-1841	0	5	0	100		0.000962473
hsa-miR-1931	0	5	0	100		0.000962473
hsa-miR-1987	0	5	0	100		0.000962473

续表

miRNA	正常人对照组序列	疾病组序列	正常人对照组中的百分比	患者组中的百分比	差异倍数	p 值
hsa-miR-1890	8	54	6.392458766	93.60754123	14.64343294	4.51E-20
hsa-miR-1902	3	14	8.989689382	91.01031062	10.12385487	8.25E-06
hsa-miR-1859	103	14	77.22785611	22.77214389	0.294869559	6.11E-07
hsa-miR-1859*	121	14	79.935753	20.064247	0.251004666	5.31E-09
hsa-miR-1947	120	12	82.17333704	17.82666296	0.216939747	6.78E-10
hsa-miR-1971	125	11	83.96961466	16.03038534	0.190906978	4.38E-11
hsa-miR-1866	30	2	87.36474314	12.63525686	0.144626498	0.000498687
hsa-miR-1986	33	2	88.37992777	11.62007223	0.131478635	0.000189704
hsa-miR-1843	43	2	90.83458937	9.16541063	0.100902208	6.98E-06
hsa-miR-1852	62	2	93.45964161	6.540358394	0.069980564	1.05E-08
hsa-miR-1852*	40	1	94.85551703	5.144482971	0.054234937	2.67E-06
hsa-miR-1842	355	4	97.61393329	2.386066705	0.024443915	3.31E-52
hsa-miR-1842*	44	0	100	0	0	4.25E-08
hsa-miR-1834	37	0	100	0	0	5.96E-07
hsa-miR-1971*	34	0	100	0	0	1.85E-06
hsa-miR-1893	18	0	100	0	0	0.000771849

4.1.5 GO 分析揭示部分失常表达的 miRNA 与神经系统发育的通路相关

ALL 组和正常人对照组中显著差异表达的 171 个 miRNA,包括已知和新 miRNA(差异倍数>2.0,p<0.001,见表 4.7),经 TargetScan 进行与肿瘤病理相关的靶标预测。通过采用 GO 的"生物学过程"分类方法,对特定差异表达的 miRNA,对其预测靶标所参与的生物学通路进行分类和统计,进而分析这些靶基因调控通路,可阐明特异性 miRNA 参与 ALL 生物学。结果提示,ALL 特异性 miRNA 的预测靶基因大部分参与了细胞黏附、干细胞黏附、转录和转录调控过程(见图 4.5)。有意义的是,经过聚类分析,发现其中有一簇具有极显著意义的分类,即神经系统发育通路,如神经元细胞分化,这些可能与 ALL 髓外浸润中枢神经系

统(Central Nervous System, CNS)复发相关,提示了这些显著性失调表达的 miRNA 可能通过调控神经系统发育通路中的一些重要基因,促进了 ALL 复发 CNS 的进程。

表 4.7 ALL 组中 171 个差异表达的 miRNA

(包括已注释的和新 miRNA)

miRNA	差异倍数	p 值
hsa-miR-223	0.036932819	0
hsa-miR-143	0.042478641	0
hsa-miR-144*	0.06735386	0
hsa-miR-199b-3p	0.126660213	0
hsa-miR-451	0.174175781	0
hsa-miR-27a	0.227314393	0
hsa-miR-142-3p	0.238829299	0
hsa-miR-23a	0.268435546	0
hsa-miR-101	0.30234555	0
hsa-miR-103	2.026235546	0
hsa-miR-107	2.90512111	0
hsa-miR-92a	3.254306829	0
hsa-miR-342-3p	4.057359596	0
hsa-miR-363	5.499824332	0
hsa-miR-181b	5.725478324	0
hsa-miR-128	7.145899914	0
hsa-miR-181a	7.638758413	0
hsa-miR-9	74.91652603	0
hsa-miR-144	0.096469116	4.0146E-301
hsa-let-7d	2.06825063	1.4228E-299
hsa-miR-192	2.317609028	2.272E-263
hsa-miR-181a*	9.250069776	5.7273E-261
hsa-miR-130b	5.615196588	2.1159E-245
hsa-miR-378	2.405030796	8.654E-245
hsa-miR-424	0.176316945	4.5731E-224
hsa-miR-30e*	0.236970178	4.7222E-206

续表

miRNA	差异倍数	p 值
hsa-miR-148a	0.221812346	2.7259E-203
hsa-miR-122	29.25587448	4.3884E-190
hsa-miR-223*	0.3333114	2.9187E-170
hsa-miR-486-5p	0.187347377	9.3982E-158
hsa-miR-9*	330.8331145	3.1706E-150
hsa-miR-335	0.101083036	6.9234E-148
hsa-miR-92a-1*	22.10440127	8.3735E-144
hsa-miR-199b-5p	0.04289769	1.8585E-141
hsa-miR-20a	2.424620704	8.8159E-140
hsa-miR-374a*	0.179874665	5.4758E-127
hsa-miR-17	2.254190518	3.1174E-123
hsa-miR-19b	0.301192144	1.8979E-109
hsa-miR-542-3p	0.222582689	3.70696E-95
hsa-miR-130a	2.790563079	6.71009E-93
hsa-miR-181d	2.998251087	5.94859E-82
hsa-miR-499-5p	4.310982156	5.00197E-81
hsa-miR-30a	0.174840093	2.32407E-77
hsa-miR-17*	3.745776258	9.66242E-76
hsa-miR-598	5.226937533	8.3327E-74
hsa-miR-181c	4.859450337	1.93872E-65
hsa-miR-1295	#DIV/0!	1.40732E-64
hsa-miR-193b*	69.96306847	1.25753E-59
hsa-miR-582-5p	0.026782685	9.3067E-59
hsa-let-7c	0.303063484	1.35054E-58
hsa-miR-181a-2*	9.663679648	2.2893E-58
hsa-miR-10a	0.071676128	6.64003E-55
hsa-miR-25*	7.390659184	1.54869E-52
hsa-miR-1842	0.024443915	3.31E-52
hsa-miR-766-5p	14.77256374	2.97E-50

续表

miRNA	差异倍数	p 值
hsa-miR-425	0.417191822	4.80034E-45
hsa-miR-124	#DIV/0!	5.77968E-44
hsa-miR-532-5p	0.174402542	9.86168E-43
hsa-miR-548a-3p	9.334983061	3.29612E-42
hsa-miR-1246	94.36879003	1.08596E-41
hsa-miR-450a	0.370596371	1.51049E-40
hsa-miR-338-3p	0.224287083	1.89644E-39
hsa-miR-1277	0.017928905	4.68741E-37
hsa-let-7e	4.382182893	6.44762E-37
hsa-miR-143*	0.139551884	7.15923E-33
hsa-miR-145*	0.010531056	8.13413E-33
hsa-miR-130b*	5.094797093	1.94505E-32
hsa-miR-618	0.06602514	3.66247E-29
hsa-miR-145	0.01253987	1.74582E-27
hsa-miR-196b	0.024239078	5.43398E-27
hsa-miR-342-5p	3.790736635	6.78614E-27
hsa-miR-126	0.106256203	7.29428E-27
hsa-miR-181b-1*	6.705410368	3.20E-26
hsa-miR-99a	0.047942486	7.57639E-25
hsa-miR-625*	30.37156461	2.62006E-24
hsa-miR-193b	55.31963553	4.91534E-24
hsa-miR-629	5.804604046	2.15049E-23
hsa-miR-206	99.79228371	7.78809E-23
hsa-miR-1274b	0.353263054	1.17737E-21
hsa-miR-106a	3.221226549	2.96718E-20
hsa-miR-18a	2.345294564	3.00445E-20
hsa-miR-1890	14.64343294	4.51E-20
hsa-miR-34c-5p	0.01721744	6.41792E-20
hsa-miR-1271	12.5342965	1.66066E-18

续表

miRNA	差异倍数	p 值
hsa-miR-1307-5p	0.169318827	1.86E-18
hsa-miR-504	0	2.9641E-18
hsa-miR-1	2.675046507	1.19946E-17
hsa-miR-21*	0.260664037	6.49419E-17
hsa-miR-1943	#DIV/0!	8.15E-17
hsa-miR-320b	2.664771698	8.68633E-17
hsa-miR-30a*	0.021062111	3.09521E-16
hsa-miR-582-3p	0	1.73627E-14
hsa-miR-24-2*	0.150652602	3.18449E-14
hsa-miR-301a-5p	4.755986765	1.66E-12
hsa-miR-425*	0.386331057	2.33101E-12
hsa-miR-941	0.105310557	3.66056E-12
hsa-miR-548e	0.492131834	1.05236E-11
hsa-miR-590-3p	0.287654913	2.49743E-11
hsa-miR-365	0.054921455	2.71638E-11
hsa-miR-651	0.24262998	3.26378E-11
hsa-miR-1971	0.190906978	4.38E-11
hsa-miR-625	2.881231017	5.28014E-11
hsa-miR-181c*	3.988892126	6.46082E-11
hsa-miR-197	0.172783869	9.97237E-11
hsa-miR-221*	0.452512356	1.0338E-10
hsa-miR-576-3p	0.226653467	1.46128E-10
hsa-miR-19a*	6.508192416	2.90695E-10
hsa-miR-577	13.5587342	5.50186E-10
hsa-miR-1947	0.216939747	6.78E-10
hsa-miR-365-1-5p	#DIV/0!	8.92E-10
hsa-miR-106a*	4.158011821	1.87677E-09
hsa-miR-190b	0.149613619	3.51148E-09
hsa-miR-210	5.42349368	4.57113E-09

续表

miRNA	差异倍数	p 值
hsa-miR-1859*	0.251004666	5.31E-09
hsa-miR-1301	3.418444501	7.97642E-09
hsa-miR-1852	0.069980564	1.05E-08
hsa-miR-95	2.95826928	1.56451E-08
hsa-miR-20b*	4.459317026	2.36598E-08
hsa-miR-500*	2.301677806	2.9666E-08
hsa-miR-1842*	0	4.25E-08
hsa-miR-7-1*	2.036188855	6.68886E-08
hsa-miR-1303	32.54096208	1.08116E-07
hsa-miR-664	0.083438364	3.30437E-07
hsa-miR-20a*	2.621355279	3.3088E-07
hsa-miR-652	0.309913925	4.22367E-07
hsa-miR-421	2.096271714	4.99277E-07
hsa-miR-1834	0	5.96E-07
hsa-miR-1859	0.294869559	6.11E-07
hsa-miR-1258	#DIV/0!	9.26355E-07
hsa-miR-886-3p	0.172174403	1.34644E-06
hsa-miR-1971*	0	1.85E-06
hsa-miR-550*	0.052912133	1.87072E-06
hsa-miR-1852*	0.054234937	2.67E-06
hsa-miR-30d*	4.028881019	6.1414E-06
hsa-miR-1843	0.100902208	6.98E-06
hsa-miR-450b-3p	0.058632364	7.70919E-06
hsa-miR-1902	10.12385487	8.25E-06
hsa-miR-19b-1*	#DIV/0!	9.38241E-06
hsa-miR-137	#DIV/0!	9.38241E-06
hsa-miR-18b	2.616038128	1.44719E-05
hsa-miR-335*	3.254096208	1.47552E-05

续表

miRNA	差异倍数	p 值
hsa-miR-501-3p	3.525270892	2.26433E-05
hsa-miR-27b*	3.718967095	2.7197E-05
hsa-miR-184	#DIV/0!	2.98595E-05
hsa-miR-454	0.414157699	3.72219E-05
hsa-miR-505*	2.479311396	3.90054E-05
hsa-miR-548j	2.060927598	4.49457E-05
hsa-miR-574-3p	0.117264728	5.1295E-05
hsa-miR-641	2.634268359	6.29881E-05
hsa-miR-23b*	7.050541784	7.01512E-05
hsa-miR-345	0.433879494	7.29147E-05
hsa-miR-573	19.52457725	7.37253E-05
hsa-miR-18a*	19.52457725	7.37253E-05
hsa-miR-584	0.074806809	0.000126975
hsa-miR-140-5p	0.127611616	0.000137059
hsa-miR-1986	0.131478635	0.000189704
hsa-miR-942	2.386337219	0.000255978
hsa-miR-153	#DIV/0!	0.000302427
hsa-miR-505	0.371896709	0.000321308
hsa-miR-628-5p	0.222502305	0.000463336
hsa-miR-1255a	0.25225552	0.000468936
hsa-miR-574-5p	0.144626498	0.000498687
hsa-miR-1866	0.144626498	0.000498687
hsa-miR-181b-2*	3.471035955	0.0007279
hsa-miR-1893	0	0.000771849
hsa-miR-1254	8.677589888	0.000846081
hsa-miR-200a	3.796445576	0.000882212
hsa-miR-1841	#DIV/0!	0.000962473
hsa-miR-1931	#DIV/0!	0.000962473

miRNA	差异倍数	p 值
hsa-miR-1987	#DIV/0!	0.000962473
hsa-miR-619-5p	#DIV/0!	0.000962473

4.1.6 miRNA* 可能也参与 ALL 的发生

miRNA*,也称为信使链,以往一直被认为没有活性,在加工过程中最终被降解[197]。但是,近来的研究发现,miRNA 前体"茎部"的两条链都具有能够抑制靶基因的功能,因此,miRNA* 链也应同样具有抑制转录活性的功能[196,198,199]。通过分析 miRNA 的前体序列,我们鉴定了 116 个新 miRNA*,包括 74 个已知 miRNA 对应的 miRNA* 和 42 个新 miRNA 对应的 miRNA*。此外,还发现一些 miRNA* 在 ALL 组中显著性失调表达,与对照组的差异倍数>2.0,p<0.001。例如,miR-1859* 在 70%(14/20)ALL 病人中显著下调,且下调达到 4 倍。这些结果提示 miRNA* 也可能参与 ALL 的进程。有趣的是,根据 miRNA 的"种子序列"(TTGTCCT),在靶基因预测网站 TargetScan(www.targetscan.com)中进行预测分析,发现 BCL2——一个抗凋亡基因,是 miR-1859* 保守的靶基因之一。已知 BCL2 蛋白的高表达是许多肿瘤包括 ALL 中普遍存在的现象[200,201],特别是最近有报道证实了 ALL 细胞的生存依赖于 BCL2 的表达,暗示了 BCL2 可能是临床治疗 ALL 的一个重要指标[202]。因此,miRNA-1859* 的低表达很可能通过调控下游靶基因 BCL2 参与了 ALL 的发生发展。

4.1.7 差异表达的 miRNA 可能与 ALL 随后 CNS 复发相关

为了进一步分析这些差异表达的 miRNA 的功能,我们针对显著差异表达的 171 个 miRNA,包括已注释的和新的 miRNA,预测其靶基因,采用了 GO"生物学过程"分类(GO "Biological Process" Classifications)方法对靶基因进行生物学功能分析并聚类。结果显示,这些基因大部分集中在细胞黏附、干细胞黏附、转录和转录调控等通路中。值得关注的是,一些失常表达的 miRNA,其预测靶基因可能参与了神经系统的发育过程,如神经元细胞分化。另外,还发现了神经系统发育相关基因 SOXL1 是 miR-1986 的一个靶基因。SOXL1 对神经的形成、神经元细胞存活和神经轴突的生长非常关键[202,203],这些共同提示了 miRNA 与 ALL 随后 CNS 复发具有相关性。CNS 复发是 ALL 髓外复发的一种主要形式,在临床上大约占初次复发的 30%～40%[204]。今后,进一步对异常表达的 miRNA 进行功能研究,结合临床跟踪治疗和观察所获得的信息,有望揭示一个以 miRNA 为生物分子标记的标签,用于早期预测 ALL 患者可能伴有 CNS 复发的风险(见图 4.5)[205]。

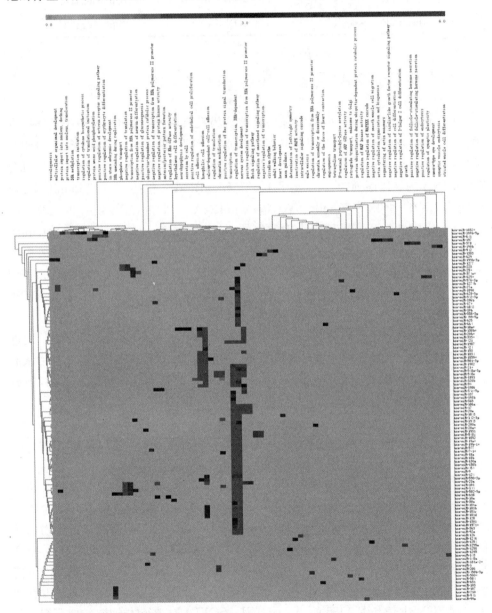

图 4.5 差异表达的 miRNA 预测靶基因在 GO 分类中主要通路的聚类图
选取预测靶基因在 GO 注释中具有统计意义的生物学通路进行分析($p<0.001$)。

4.2 miR-155 促进急性 T 淋巴细胞系(Jurkat)增殖和凋亡[206]

4.2.1 光学显微镜观察

Jurkat 细胞分为 3 组，即空白组、阴性对照组和实验组。阴性对照组转染 75 nmol miR-155 反义寡核苷酸链；实验组分别转染 25 nmol，50 nmol 和 75 nmol miR-155 抑制物。转染效率达 80%。QRT-PCR 结果显示 miR-155 表达水平并没有明显的下降。然而，通过台盼蓝染色发现，miR-155 抑制物转染 48 h 后，实验组细胞数显著下降。细胞数目下降与 miR-155 抑制物的添加量直接相关，随着加入量的增加细胞数目下降增大，75 nmol 转染量的一组细胞达到最大的死亡率(见图 4.6)。

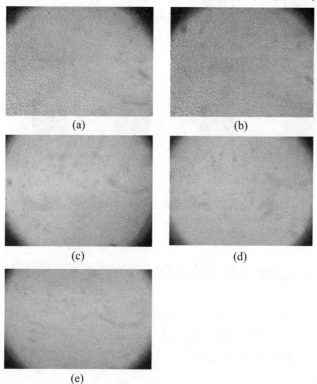

图 4.6 光学显微镜(100×)观察 miR-155 抑制物对 Jurkat 细胞增殖生长的影响
(a) 对照组。(b) 转染 75 nmol miR 类似物的实验组。(c) 转染 25 nmol miR-155 抑制物的实验组。(d) 转染 50 nmol miR-155 抑制物的实验组。(e) 转染 75 nmol miR-155 抑制物的实验组。

4.2.2 MTT 实验

MiR-155 抑制物转染 48 h 后,细胞用于进行 MTT 实验。结果显示,正常组和对照组的细胞数和细胞活力相当,没有明显差异,分别是 0.568 和 0.521。转染了 miR-155 抑制物的实验组却是显著下降的。而且,同上所述,随着抑制物浓度的增加,细胞密度和活力降低,分别是 0.391、0.303 和 0.218。在 75 nmol 组,细胞密度和细胞活力甚至低于正常组的一半。这些结果表明,miR-155 抑制物浓度越高,其对 Jurkat 细胞的毒性越高,对 Jurkat 细胞的活性和增殖降低能力越强(见图 4.7)。

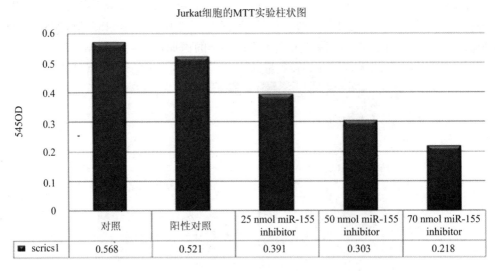

图 4.7 MTT 实验检测正常组、对照组和实验组
OD 值显示在图下方。

4.2.3 caspase-3 活性实验

MiR-155 抑制物转染的细胞,其 caspase-3 的活力显著升高。正常组和对照组的 caspase-3 活力分别是 0.048 和 0.05,无显著差别。相比于此,50 nmol 和 75 nmol miR-155 抑制物转染组 caspase-3 活力分别为 0.766 和 0.873,是前者的 2 倍多(见图 4.8)。

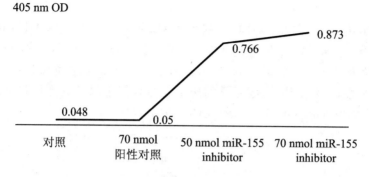

图 4.8 miR-155 抑制物对正常组、对照组和实验组细胞中 caspase-3 活性的影响
miR-155 抑制物转染组中 caspase-3 活性显著升高。

4.2.4 小结

MiR-155 是个多功能的分子,在许多肿瘤中发挥重要作用。这个 miRNA 参与 B 细胞恶性肿瘤,诸如 Burkitt 淋巴瘤、慢性淋巴细胞性白血病、非 Hodgkin 淋巴瘤。除此之外,在急性髓细胞性白血病(M4 和 M5)中也发现 miR-155 高表达。

QRT-PCR 实验显示 miR-155 表达水平并没有因 miR-155 抑制物的过量而被抑制,暗示 miR-155 可能通过一个活跃的环路发挥作用,分子内在存在较强的反馈调控。

MiR-155 在部分实体瘤中也出现高表达的现象,如甲状腺癌[207]、结肠癌[208]、宫颈癌[209]、胰腺癌[210]、恶性腺癌[211]、肺癌[212]、心血管疾病和病毒感染[213]。基于 miR-155 抑制物能够抑制肿瘤细胞的生长和增殖,促进细胞凋亡,有望用于今后临床治疗。

4.3 miR-509 调控 RAB5C 抑制人前-B 急性淋巴细胞性白血病[214]

前-B 急性淋巴细胞性白血病(Precursor-B Acute Lymphoblastic Leukemia,B-ALL)是一种相当普遍的儿童肿瘤[215-217],迫切需要有效而低毒的治疗手段。

4.3.1 miR-509 过表达抑制 NALM6 细胞的生长

利用 miR-HTS 在人 B-ALL 细胞系 NALM6 中筛选与细胞生长调控特性相关的 miRNA 病毒库[218],获得了 4 种 miRs 分子:miR-381,miR-509,miR-550a 和 miR-873 以及 1 miR 簇(miR-432,136)。为了进一步证实这些 miRNA 对细胞生长的抑制活性,每个 miR 均被克隆到病毒表达载体中绿色荧光报告基因(Green Fluorescent Protein,GFP)的下游(见图 4.9(a))。

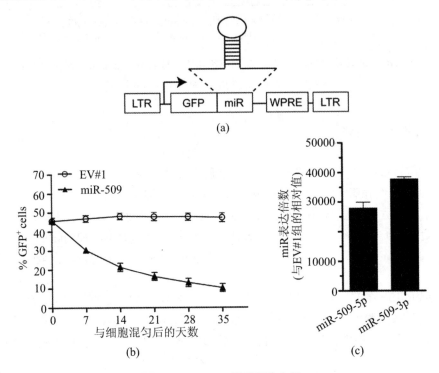

图 4.9 miR-509 抑制细胞生长

(a) 病毒表达载体绿色荧光报告基因 miR 克隆位点。(b) miR-509 转染实验组抑制 GFP 效果。(c) miR-509 转染后 miR-509-5P 和 miR-509-3P 在 NALM6 细胞的表达。

MiR-432~136 簇作为一个整体而非单独的 2 个进行表达来检测它们的潜在的抑制作用。除此之外,其他的 miRNA 也均插入含有 GFP 的表达载体中,通过检测 GFP 的下调来判断 miRNA 或 miRNA 簇的抑制能力[219,220]。结果是,以 NALM6 细胞转入空载体的对照相比,miR-509 转染的实验组其抑制 GFP 的能力从第 0 天的 46% 降低第 35 天的 10%(见图 4.9(b))。MiR-509-5p 和 miR-509-3p 也在 miR-509 转染的 NALM6 细胞中高表达(见图 4.9(c))。

4.3.2 再次验证 miR-509 抑制 NALM6 细胞生长

为了更进一步证实 miR-509 在 NALM6 细胞中的作用,采用台盼蓝拒染实验、Alamar Blue 实验。在转染后的第 8 天,miR-509 转染的 NALM6 细胞存活率下降 43%(见图 4.10(a))。相同地,miR-509 转染的 NALM6 细胞生长率下降 48%(见图 4.10(b))。由于 Alamar Blue 染色实验用于检测细胞内与线粒体代谢有关的还原环境[221],因此,估计 miR-509 作用于线粒体膜蛋白。然而,对线粒体膜蛋白的比较分析结果显示,miR-509 转染的细胞和空载体转染的 NALM6 细胞之间没有显著性差异。

4.3.3 miR-509 抑制 RCH-ACV 和 REH B-ALL 细胞系

RCH-ACV 和 REH 均是 B-ALL 细胞系,T-ALL、Jurkat 和 KARPAS-45 是 T 细胞系,K562 是髓系白血病细胞系。台盼蓝拒染实验发现,miR-509 转染 8 天后,RCH-ACV 细胞下降 30%。Alamar Blue 染色实验也在转染 7 天后发现了相同的现象(见图 4.10(c)、图 4.10(d))。Alamar Blue 染色实验结果证实了 miR-509 转染的 REH 细胞生长率下降 23%(见图 4.10(e))。相对而言,在 Jurkat、KARPAS-45 和 K562 细胞中均无发现生长下降。

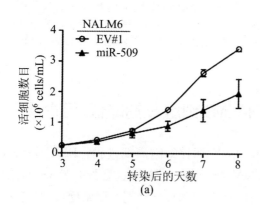
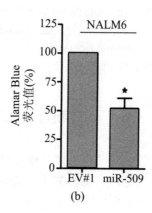

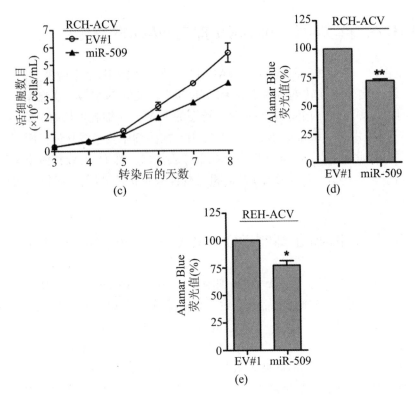

图 4.10 miR-509 过表达导致 3 种细胞系：NALM6、REH 和 RCH-ACV 生长抑制
(a) miR-509 转染的 NALM6 细胞存活率。(b) miR-509 转染的 NALM6 细胞生长率。(c) miR-509 转染后细胞存活数。(d) miR-509 转染后 Alamar Blue 染色实验。(e) miR-509 转染后 REH 细胞生长率。

4.3.4　miR-509 转染 NALM6 细胞 S 期降低，促进凋亡

BrdU/7-AAD 染色实验发现 miR-509 调控细胞周期进程。BrdU/7-AAD 染色实验发现，miR-509 转染 4 天后，NALM6 细胞 S 期缩短（见图 4.11(a)），差异显著（$p<0.05$）（见图 4.11(b)）[222]。在 G1 亚期和 G2/M 期有稍微延长，但与对照相比，无显著差异。Annexin V/7-AAD 染色实验用于进一步验证 miR-509 是否通过凋亡启动细胞死亡。转染 4 天后，miR-509 转染的 NALM6 细胞中 Annexin V+/7-AAD− 凋亡细胞升高 1.5 倍（$p<0.05$）以及 Annexin V 染色的死细胞升高 1.4 倍（$p<0.05$）（见图 4.11(c)、图 4.11(d)）。还有，miR-509 转染的 NALM6 细胞 caspase-3/7 活性被激活 1.5 倍（$p<0.05$）（见图 4.11(e)）。

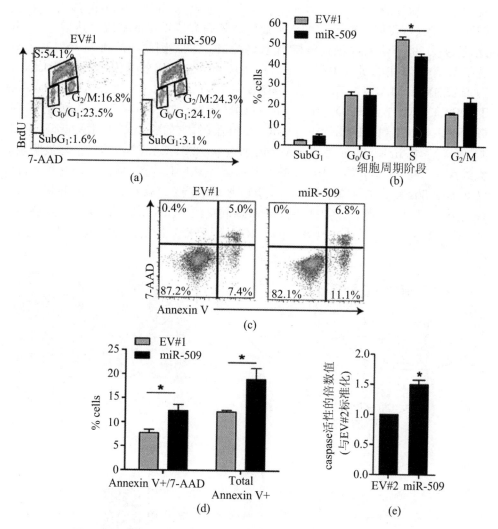

图 4.11　miR-509 过表达缩短 S 期,诱导细胞凋亡,激活 caspase-3/7

(a) miR-509 转染后 NALM6 细胞 S 期缩短。(b) miR-509 转染后 NALM6 细胞 S 期缩短,统计学上呈显著差异。(c) miR-509 转染 NALM6 细胞中 Annexin V+/7-AAD-凋亡细胞。(d) miR-509 转染 NALM6 细胞中 Annexin V 染色的死细胞。(e) miR-509 转染 NALM6 细胞 caspase-3/7 活性。

4.3.5　预测 RAB5C 是 miR-509 的靶基因

为了证实 miR-509 靶基因可能参与 B-ALL 的生长,采用筛选办法区划众多 miR-509 靶基因(见图 4.12(a))。首先,我们从 miR 靶基因预测数据库(Target-

Scan6.2[223]和miRDB[224,225])中下载了 miR-509-5p 和 miR-509-3p 的预测 mRNA 靶基因。然后,我们获取了 NALM6 细胞微阵列方法得出的基因表达谱[226]。由此,后续从 395 个基因中筛选出与"生长调控相关"的基因而降低到 74 个。其中筛选了 12 个在以往的研究中报道参与白血病和致癌作用的基因,诸如,ERLIN2、FLI1、FOXP1、MAML1、RAC1、YWHAB 和 YWHAG、PGRMC1、RAB5C、RAC1、TFDP2、UHMK1、USP9X 用于 qRT-PCR 分析。其中,3 个为预测靶基因(RAB5C、RAC1 和 UHMK1),当 miR-509 转染时,它们的 mRNA 水平低调(见图4.12(b))。在 miR-509 转染的 NALM6 细胞中,RAB5C mRNA 水平下降最明显,大约水平下降 40% ($p<0.05$)(见图 4.12(b))。相应地,通过蛋白质印迹实验,证实在 miR-509 转染的细胞中,RAB5C 蛋白水平下调 85% ($p<0.001$)(见图 4.12(c)、图 4.12(d))。此外,还发现在 miR-509 转染的 RCH-ACV 和 REH 的细胞中,RAB5C 蛋白水平下降超过 86%。由于 RAB5C 已经被证实参与细胞周期,而且在

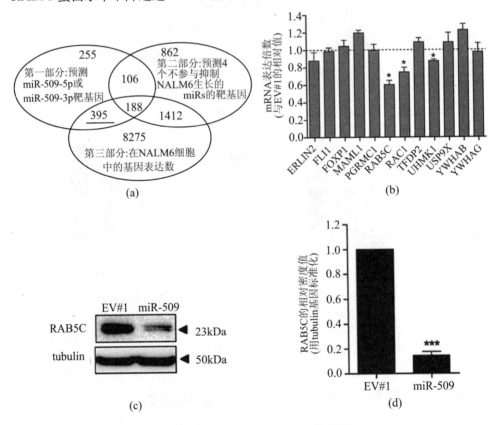

图 4.12 鉴定 miR-509 mRNA 靶基因

(a) miR-509 靶基因预测。(b) miR-509 转染后,3 个预测靶基因——RAB5C、RAC1 和 UHMK1 mRNA 水平低调。(c)、(d) miR-509 转染的细胞中,RAB5C 蛋白水平下调。

TatgetScan6.2(分值=-0.65)、miRDB(分值=91)预测靶基因库中均排在第三位,因此后续工作我们关注 RAB5C。

4.3.6 miR-509 直接调控 RAB5C

采用 RAB5C-3'UTR 荧光报告基因实验,发现 RAB5C 3'UTR 中有 2 个 miR-509-3p 的结合位点(见图 4.13(a))。MiR-509-3p 在 RAB5C 3'UTR 中的结合现象广泛存在于人、大鼠、小鼠、马和狗中,提示 RAB5C 受控于 miR-509 是保守的。构建 RAB5C 3'UTR 含有结合位点的突变体(△1 或 △2 和 △1△2)(见图 4.13(b))。同时转染入 miR-509-3p 的类似物和 RAB5C 3'UTR 野生型荧光素酶载体,导致荧光 81% 下调(见图 4.13(c))。同时转入 RAB5C 3'UTR △1 或 △2 和 miR-509-3p 类似物,荧光下降超过 50%($p<0.01$)。同时转入 RAB5C 3'UTR △1△2(△1△2 是指 miR-509-3p 在 RAB5C 3'UTR 上的两个结合位点全都去掉)和 miR-509-3p 类似物,则下降的荧光得到恢复。这些结果证实了 miR-509 直接作用于 RAB5C 3'UTR。

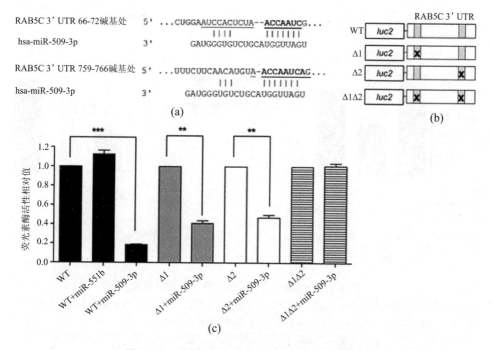

图 4.13 RAB5C 是 miR-509 直接作用的靶基因

(a) miR-509-3P 与 RAB5C-3'UTR 的结合位点。(b) RAB5C 3'UTR 含有结合位点的突变体(△1 或 △2 和△1△2)。(c) 转染 miR-509-3p 类似物和 RAB5C-3'UTR 野生型荧光素酶载体,荧光酶下降。

4.3.7 RAB5C 介导 miR-509 发挥的生长抑制效应

为了证实抑制 RAB5C 具有和 miR-509 相同的作用,接下来构建 3 种含有作用于 RAB5C 位点的不同 shRNA 慢病毒。在 Alamar Blue 实验中,所有 3 种 shRNA 均抑制 NALM6 细胞生长,结果大于 42%($p<0.01$)(见图 4.14(a))。此外,蛋白质印迹实验证实 3 种 shRNA 也都导致 RAB5C 蛋白下降超过 80%($p<0.01$)(见图 4.14(b)、图 4.14(c))。

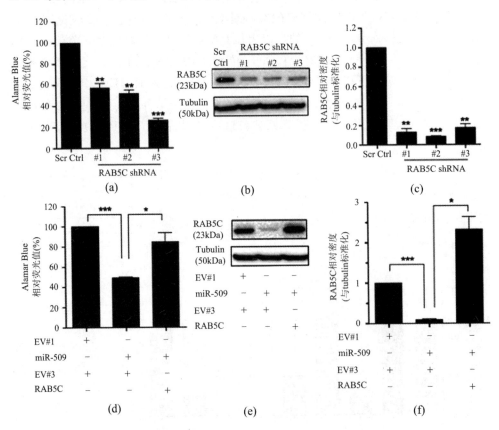

图 4.14 RAB5C 介导 miR-509 生长抑制效应

(a) Alamar Blue 实验表现 3 种 shRNA 对 NALM6 细胞生长情况。(b)、(c) 蛋白质印迹实验证实 3 种 shRNA 作用于 RAB5C 蛋白水平。(d) Alamar Blue 实验证实转染了 miR-509 和 RAB5C 慢病毒后细胞生长情况。(e)、(f) 蛋白质印迹实验证实在过表达 miR-509 的 NALM6 细胞中 RAB5C 表达情况。

为了进一步证实两者的作用关系,接下来进行了补救实验。在慢病毒中构建了不含有 3'UTR 的 RAB5C 开放阅读框,进而在 Alamar Blue 实验中,转染了

miR-509 和慢病毒空载体的 NALM6 细胞,细胞生长下降 51%($p<0.001$),相比之下,同时转染了 miR-509 和 RAB5C 慢病毒,细胞生长提高 36%(见图 4.14(d))。同时,蛋白质印迹实验显示,在过表达 miR-509 的 NALM6 细胞中,RAB5C 过量表达(见图 4.14(e)、图 4.14(f))。因此证实,在很大程度上 RAB5C 补救 miR-509 的生长抑制作用。

4.3.8 小结

本研究证实了 RAB5C 是 miR-509 调控 B-ALL 细胞生长的因子。这一机制的发掘将为今后验证 RAB5C 在 B-ALL 细胞生长的作用机制提供线索,也将为 RAB5C 在治疗人类 B-ALL 提供依据。

4.4 miR-142-3p 通过糖皮质激素受体-α 和 cAMP/PKA 通路在 T-ALL 中发挥致癌作用[227]

最早,miR-142-3p 被认为是造血特异的 miRNA[228],表达在各种造血细胞系中[229]。最近发现,miR-142-3p 在人 T-淋巴细胞病毒 1 型(Human T-cell Lymphotropic Virus Type-1(HTLV-1))感染的 T 细胞白血病中异常表达。前期研究证实 miR-142-3p 在 CD4+T 细胞中作用于腺苷环化酶 9mRNA 限制环腺嘌呤生成[230]。腺苷环化酶催化 ATP 成 cAMP;cAMP 结合并激活蛋白激酶 A(Protein Kinase A(PKA))。众所周知,cAMP 不仅抑制正常 T 细胞增殖,而且通过作用于 PKA 途径负调控 T 白血病细胞[231,232]。总之,这些发现暗示 miR-142-3p 的低调可能通过下调 cAMP 水平而启动 T 白血病细胞生长引起白血病发生。此外,miR-142-3p 基因距离 t(8;17)断裂点约 50 个核苷酸,该染色体异常使 Myc 易位至 miR-142 基因启动子区附近[233],这也提示 miR-142-3p 可能与白血病的发生有关。但是,至今为止,miR-142-3p 是否参与白血病的发生仍未有报道。本研究证实 miR-142-3p 在 T 急性淋巴细胞性白血病(T-ALL)的病人中通过启动白血病细胞生长,诱导其对糖皮质激素(GC)耐受而发生致癌作用。以下各小节中的数据显示,miR-142-3p 特异作用于 cAMP/PKA 通路的糖皮质激素受体(GRα);这些结果提示 miR-142-3p 上调在 T 细胞白血病发生中发挥至关重要的作用,这可能在 T-ALL 治疗中开辟了新的道路。

4.4.1 miR-142-3p 在 T 白血病细胞中高表达

选择 4 种人急性 T 白血病细胞系 Jurkat、MOLT-3、MOLT-4 和 CCRF/CEM，RT-PCR 检测其中 miR-142-3p 的表达水平。结果显示，miR-142-3p 在这 4 种 T 白血病细胞系中高表达(见图 4.15(a))，而在人肝癌细胞系 HepG2、宫颈癌细胞系 HeLa 以及胚胎肾细胞系 293T 中却无发现此现象(见图 4.15(b))。为了在体内验证这一机制，从正常人志愿者和 T-ALL 病人中分别分离了正常 T 细胞和 T 白血病细胞。荧光定量 PCR 结果证实尽管 miR-142-3p 在所有来自健康自愿者($n=10$)的 T 细胞中都有表达，但它在来源于病人的 T 白血病细胞中显著高表达(见图 4.15(c))。15 个来自 T-ALL 患者分为 2 组，9 个具有很好的预后，6 个具有不良的预后。有趣的是，我们发现 miR-142-3p 在预后不良的患者中显示更高的表达(见图 4.15(c))。这些数据提示 miR-142-3p 可能是 T 细胞白血病进程中一个重要的生物标记。

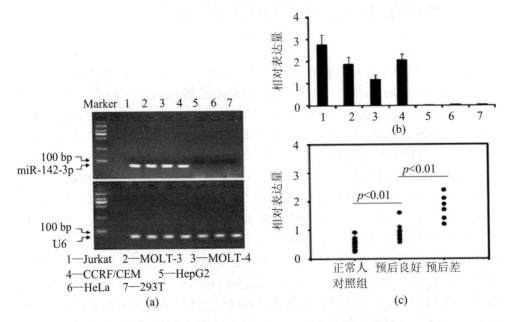

图 4.15 miR-142-3p 在人 T-白血病细胞中表达上调

(a)、(b) RT-PCR 方法检测 miR-142-3p 在人的急性 T 白血病细胞系(Jurkat、MOLT-3、MOLT-4 和 CCRF/CEM)、肝癌细胞系 HepG2、宫颈癌细胞系 HeLa、胚胎肾细胞系 293T((a))和实时定量 PCR((b))中。U6 小核酸 RNA 作为内参。(c) 比较 miR-142-3p 在正常 T 细胞和 T 白血病细胞中的表达量。正常 T 细胞和 T 白血病细胞分别从正常志愿者($n=10$)和 T-ALL 患者($n=15$)中分离所得。在 15 个病人中，9 个具有良好预后和 6 个具有不良预后。实时荧光定量 PCR 检测所分离细胞中 miR-142-3p 表达。

4.4.2 miR-142-3p 与 T-ALL 病人发病相关

为了证实 miR-142-3p 与病人的相关性,收集了 68 位 T-ALL 病人,并检测其中 miR-142-3p 的表达量。根据 68 位病人平均值,将所有病人分为 2 组:高表达和低表达。Kaplan-Meier 生存数据显示,高表达 miR-142-3p 的病人相应具有比较短的生存曲线,而低表达 miR-142-3p 的病人则具有较长的生存曲线(见图 4.16(a))。除此之外,我们比较了以上 2 组病人中 miR-142-3p 的表达量,发现它们之间确实

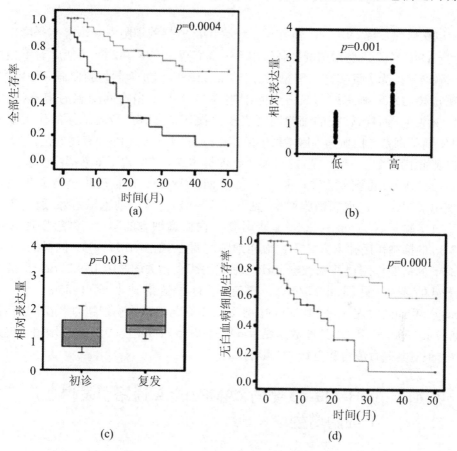

图 4.16　miR-142-3p 与 T-ALL 病人生存相关性
(a) Kaplan-Meier 方法分析 68 位 T-ALL 具有高表达或低表达 miR-142-3p 病人的生存相关性。(b) 比较高表达组($n=34$)和低表达组($n=34$)中 miR-142-3p 表达量。(c) χ^2 方法分析 miR-142-3p 的表达量与 T-ALL 病人复发相关性。(d) Kaplan-Meier 方法分析高或低表达 miR-142-3p 病人无白血病细胞存活的相关性。

有显著性差异(见图 4.16(b))。甚至,根据 miR-142-3p 高低表达水平,病人的各种特征被汇总和统计分析,结果显示,miR-142-3p 的表达与病人的性别、年龄、T-ALL亚型、细胞学异常和治疗并无相关性。而确实与复发和无白血病细胞的生存相关(见图 4.16(c)、图 4.16(d))。总而言之,这些结果提示 miR-142-3p 在人的 T 白血病细胞中高表达与 T 细胞白血病病人的发生有相关性。

4.4.3 miR-142-3p 引起 T 白血病细胞增殖,但未参与凋亡和自我更新

以往研究发现 miR-142-3p 作用于环腺苷酸 9,导致细胞内 cAMP 水平降。考虑到 cAMP 对 T 细胞增殖的抑制作用[231],我们猜想 miR-142-3p 可能启动 T 白血病细胞增殖。为了证实这一猜想,我们转染 miR-142-3p 抑制物到白血病细胞中,发现 miR-142-3p 确实抑制人白血病细胞系和原代 T 白血病细胞的增殖(见图 4.17(a)左)。而且,转染的细胞同时表现出损坏抗 CD3/CD28 抗体的作用或者 PMA/离子毒素在白血病细胞增殖中的作用(见图 4.17(a)中)。有趣的是,与促进 T 白血病细胞增殖一致的是,抗 CD3/CD28 抗体或 PMA/离子毒素都能促进 miR-142-3p 的水平(见图 4.17(a)右)。另一方面,miR-142-3p 的转染提高了 T 白血病细胞或原代 T 白血病细胞增殖(见图 4.17(b))。除了细胞增殖外,通过流式细胞仪实验阐明了 miR-142-3p 是否影响 T 白血病细胞的凋亡。结果发现 miR-142-3p 的抑制作用并未影响 T 白血病细胞的凋亡(见图 4.17(c))。同样的,miR-142-3p 的抑制作用也并未影响 Jurkat 细胞中凋亡相关的基因 BCL2,Bcl-xL,Bax 和 Bad 的表达(见图 4.17(d))。还有,通过集落形成实验(Colony-Forming Assay),我们还发现 miR-142-3p 的抑制作用不影响 T 白血病细胞的集落形成活性(见图 4.17(e))。因此,这些数据提示 miR-142-3p 对 T 白血病细胞的增殖有促进作用,但对其凋亡或自我更新并无影响。

4.4.4 miR-142-3p 靶向 cAMP/PKA 通路引发白血病 T 细胞增生

我们进一步探索 miR-142-3p 调控 T 白血病细胞增殖的分子机制。作为一个重要的第二信使,一旦结合,从 cAMP 依赖的 PKA 中,cAMP 诱导活性的催化亚基释放。接着,释放的亚基定位到细胞核中,导致各种转录因子的磷酸化[234]。之前,我们报道 miR-142-3p 在 T 细胞中调控 cAMP 水平,现在,我们进一步证实在 T 白血病细胞中 miR-142-3p 确实作用于 cAMP/PKA 通路。相似地,cAMP/PKA

抑制物的转染显著地升高了细胞内 cAMP 水平、原始 T 白血病细胞和 T 白血病细胞系中细胞质 PKA 活性(见图 4.18(a)、图 4.18(b))。MiR-142-3p 转染导致 cAMP 和 PKA 活性水平降低。8-溴代 cAMP(8-Bromo-cAMP)和联丁酰基 cAMP (Dibutyryl cAMP),可渗透细胞的 cAMP 类似物都是众所周知的 PKA 激活物[235]。Rp-cAMP 是通过竞争 cAMP 的一种 PKA 抑制物[236]。我们发现无论是

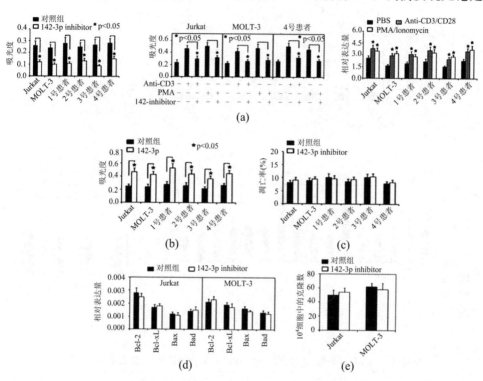

图 4.17　miR-142-3p 调控 T 白血病细胞增殖

(a) miR-142-3p 抑制物阻滞 T 白血病细胞增殖。T 白血病细胞系和分离的原代 T 白血病细胞仅转染 miR-142-3p 抑制物(左),或者同时用 CD3/CD28 抗体或 PMA/离子霉素刺激(中)培养增殖。同时,1×10^5 T 白血病细胞在 CD3/CD28 抗体或 PMA/离子霉素添加或缺失的孔板中培养 48 h。miR-142-3p 表达量用荧光定量 PCR 检测(右)。PBS 作为对照。* 为 $p<0.05$。(b) miR-142-3p 转染启动 T 白血病细胞增殖。T 白血病细胞系和分离的原代 T 白血病细胞中均转染 miR-142-3p 或对照寡核苷酸,培养 48 h,计算细胞增殖情况。(c),(d) miR-142-3p 并未直接作用于 T 白血病细胞凋亡。T 白血病细胞系和分离的原代 T 白血病细胞均转染 miR-142-3p 或对照寡核苷酸,培养 48 h。细胞用碘化丙啶(Propidium Iodide, PI)染色以及流式细胞仪分析((c)),收集细胞分离 RNA 之后分析荧光定量 PCR 分析 BCL2, Bcl-xL, Bax 和 Bad 表达量((d))。(e) miR-142-3p 不直接作用于自我更新的 T 白血病细胞。T 白血病细胞系转染 miR-142-3p 抑制物和正常对照寡核苷酸,培养 24 h。细胞在甲基纤维素培养基中生长,14 天后计算克隆数目。

8-溴代 cAMP 还是联丁酰基 cAMP 都可抑制 miR-142-3p 启动 T 白血病细胞增殖的作用(见图 4.18(c))。Rp-cAMP 则加强了 miR-142-3p 在 T 白血病细胞增殖中的抑制作用(见图 4.18(d))。总而言之，miR-142-3p 可能通过 cAMP/PKA 通路调控 T 白血病细胞增殖。

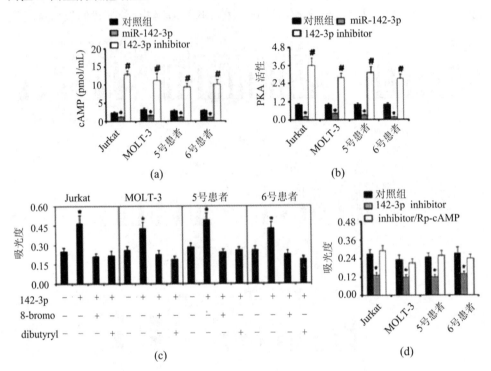

图 4.18 miR-142-3p 通过调控 cAMP/PKA 途径启动 T 白血病细胞增殖

(a),(b) miR-142-3p 下调 cAMP 水平而抑制 T 白血病细胞激活的 PKA 活性。T 白血病细胞系和分离的原代 T 白血病细胞转染 miR-142-3p，miR-142-3p 抑制物或正常对照寡核苷酸。24 小时后，细胞内 cAMP 水平(a)和 PKA 活性(b)均被检测。* 为 $p<0.01$，# 为 $p<0.001$。(c) PKA 激活物拮抗 miR-142-3p 在 T 白血病细胞中起增殖作用。T 白血病细胞系和分离原代 T 白血病细胞均转染 miR-142-3p，在 1 mM 8-溴代-cAMP 或 1mM 联丁酰基 cAMP 中培养。(d) PKA 抑制物拮抗 miR-142-3p 抑制物在 T 白血病细胞中的抗增殖作用。T 白血病细胞系和分离的原代 T 白血病细胞均转染 miR-142-3p 抑制物，在含有 0.5 mM Rp-cAMP 的培养基中培养。

4.4.5 miR-142-3p 靶向 GRα

通常，miRNA 的种子序列结合靶基因 3'UTR 端从而发挥其调控功能。因此，除了以上 cAMP/PKA 通路还进一步检查 miR-142-3p 其他潜在的靶基因。通过这些靶基因,miR-142-3p 发挥对 T 白血病细胞的作用。通过不同的靶基因预测网站 TargetScan (http://www.targetscan.org/), PicTar (http://pictar.mdc-berlin.de/) 以及 Sanger microRNA target(http://microrna.sanger.ac.uk/),我们发现 GR 也是一个潜在的靶基因。主要基于以下原因:(1) GCs 是 T 细胞白血病治疗众多药物中最重要的化学药物[237]。(2) GC 耐药,即白血病细胞对 GC 药物不敏感是目前治疗的瓶颈问题,仍未知其内在分子机制[238]。(3) GR 下游调控已经被认为是参与 GC 耐药的原因[239-241]。因此,我们白血病 T 细胞中 GR 的表达也受 miR-142-3p 调控。由于可变剪辑 GR 具有多个不同的 mRNA 转录本。人 GRα 被认为是经典的 GR 转录本,由具有 777 个氨基酸的单个多肽链组成,是 GC 最初的调控者。相对而言,GRβ 对 GC 活性是负调控者,尽管也是由相同的 727 氨基酸组成。有趣的是,我们发现 miR-142-3p 识别序列(CACUACA)位于 GRα 的 3'UTR,而不是 GRβ 3'UTR。因此,GRα 引起我们进一步的关注。为了证实 GRα 是 miR-142-3p 的靶基因,我们利用 Jurkat 细胞转染了 miR-142-3p 抑制物,发现 miR-142-3p 的抑制作用显著地升高了 GRα 蛋白的表达,但对 GRα mRNA 并无影响(见图 4.19(a))。另一方面,转染了 miR-142-3p 同样对 GRα mRNA 无影响,而导致 GRα 蛋白下降(见图 4.19(a))。总的说来,这些数据提示 miR-142-3p 在翻译水平上调控 GR 的表达而非转录水平。

进而,荧光报告载体系统实验证实转染了含有 GRα 3'UTR 的荧光报告载体到 CHO 细胞中导致荧光素酶活性升高,然而,共同转染 miR-142-3p 和报告基因载体则导致荧光素酶活性降低(见图 4.19(b))。因而,证实了 miR-142-3p 直接作用于 GRα 3'UTR。

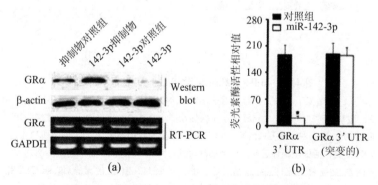

图 4.19 miR-142-3p 作用于糖皮质激素受体 α

(a) miR-142-3p 影响 Jurkat 细胞中 GRα 蛋白表达但不影响 GRα mRNA。miR-142-3p 抑制物,miR-142-3p 和正常对照寡核苷酸分别转染入 Jurkat 细胞中。48 h 后,细胞裂解,蛋白印迹方法检测 GRα 蛋白水平(顶),荧光定量 PCR 分析 GRα mRNA 水平(底)。(b) miR-142-3p 作用于 3'UTR GRα mRNA。

4.4.6 miR-142-3p 加强 T 白血病细胞对 GC 耐受

考虑到 GRα 的表达在 GC 耐受中的关键作用，miR-142-3p 可能通过调控 GRα 参与 GC 耐受。为了证实这一点，我们选择了两种细胞——T 白血病细胞系和用地塞米松处理的细胞，在它们中转入 miR-142-3p。结果发现抑制 miR-142-3p 导致地塞米松（Dexamethasone）处理后更多细胞死亡（见图 4.20(a)）。为了进一步揭示 miR-142-3p 和 GC 耐受之间的相关性，我们选择了 CCRF/CEM 细胞系用于 GC

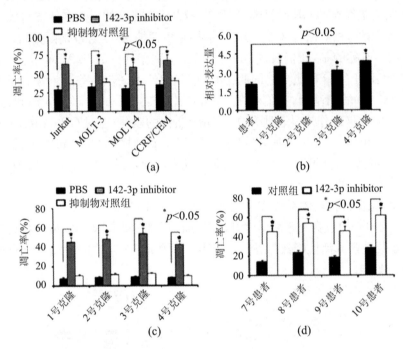

图 4.20　miR-142-3p 启动 T 白血病细胞 GC 耐药

(a) 抑制 miR-142-3p 增强了 T 白血病细胞对地塞米松治疗的敏感性。miR-142-3p 抑制物分别转染到 4 种 T 白血病细胞系中。24 h 后，0.1 mM 地塞米松加入到培养基中再培养 48 h。收集细胞用于流式细胞仪检测分析。(b) miR-142-3p 在 GC 耐药的 CCRF/CEM 亚克隆中高表达。CCRF/CEM 细胞用 0.1 mM 地塞米松处理 10 天。活细胞稀释后安 100 个细胞/孔接种于 96 孔板中，用于进一步筛选 GC 耐药亚克隆。4 种耐药亚克隆用于荧光定量 PCR 分析 miR-142-3p 表达量。U6 snRNA 作为内参。(c) miR-142-3p 抑制作用逆转了以上 CCRF/CEM 亚克隆的耐药性。miR-142-3p 抑制物分别转染到 4 种筛选获得的亚克隆，24 h 后，0.1 mM 地塞米松加入到培养基中再培养 48 h。收集细胞用于流式细胞仪检测分析。(d) miR-142-3p 抑制作用逆转了原代 T 白血病细胞 GC 耐药性。miR-142-3p 抑制物分别转染到从 4 位 GC 耐药病人中分离获得的原发 T 白血病细胞中。24 h 后，0.1 mM 地塞米松加入到培养基中再培养 48 h。收集细胞用于流式细胞仪检测分析。

耐受细胞克隆筛选。用 0.1 μM 地塞米松处理 10 天后,存活的细胞用每孔 100 个细胞(100 cells/well)的 96 孔板稀释,用于进一步筛选。结果获得 4 个高表达 GC 耐受的亚克隆,其中,超过 90% 的细胞得以从地塞米松处理中存活。预料之中的是,miR-142-3p 在四个亚克隆中都表现出高表达(见图 4.20(b))。而转染 miR-142-3p 抑制物的实验组细胞逆转 GC 耐药,表现出超过 40% 细胞死亡(见图 4.20(c))。更重要的是,我们从具有微弱强的松反应的病人($n=4$)中分离 T 白血病细胞,同样发现转染 miR-142-3p 抑制物后,细胞用地塞米松处理,引起细胞死亡(见图 4.20(d))。这些数据提示 miR-142-3p 在 GC 耐药中一个重要的作用。

4.4.7 miR-142-3p 通过靶向 GRα 和 cAMP/PKA 通路诱导 GC 耐药

以上数据提示 GC 耐药受 miR-142-3p 的调控是通过 GRα 的通路。为了进一步证实,我们采用 siRNA 技术沉默 GRα 基因(见图 4.21(d))。之后,我们将 siRNA 和 miR-142-3p 抑制物转染到 Jurkat 细胞,结果发现 GRα 缺失后能够中和 miR-142-3p 抑制物作用在 GRα 上的位点(见图 4.21(a))。此外,已证实,PKA 信号通路参与调控 GC 耐药[242]。考虑到 miR-142-3p 也作用于 cAMP/PKA 通路(见图 4.18),我们进一步检测 miR-142-3p 调控 GC 耐药是通过 cAMP/PKA 通路发挥作用。相一致的是,我们发现 GRα 敲除后,转染 miR-142-3p 抑制物仍可以部分逆转 Jurkat 细胞 GC 耐药性(见图 4.21(b)),提示 miR-142-3p 可能超越 GRα 通路来调控 GC 耐药。此外,在地塞米松和 PKA 抑制物 Rp-cAMP 作用的同时,我们进一步转染 miR-142-3p 抑制物或者共转染 miR-142-3p 抑制物和 GRα siRNA 到 Jurkat 或者 CCRF/CEM 细胞系。我们发现通过 Rp-cAMP 干扰 PKA 通路部分逆转 miR-142-3p 抑制物对 GC 耐药的抑制效应(见图 4.21(c))。总而言之,这些结果共同提示了 miR-142-3p 启动 GC 耐药性是通过 GRα 和 cAMP/PKA 通路的。

4.4.8 小结

几种细胞系证实 miR-142-3p 是一个在 T 细胞分化中发挥重要功能的调控因子,包括:(1) miR-142-3p 在传统 T 细胞中高表达,但 Foxp3+Treg 细胞中则不然;(2) 在效应 T 细胞中,miR-142-3p 低表达,但在原始和记忆 T 细胞中则不然;(3) miR-142-3p 在 T 白血病细胞中异常表达。由此可见,在本质上,miR-142-3p 可能调控着 T 细胞的内环境稳态。miR-142-3p 在效应 T 细胞中的低调似乎是为了避免 T 细胞过激而导致自身免疫。由此,miR-142-3p 低调可能导致 T 细胞增殖不正常甚至在 T 细胞中引起白血病发生过程。本研究也证实以上观点,我们发现抗 CD3/CD28 或 PMA/离子毒素刺激 T 白血病细胞进一步升高了 miR-142-3p 水平,无论 miR-142-3p 原本是否高表达。

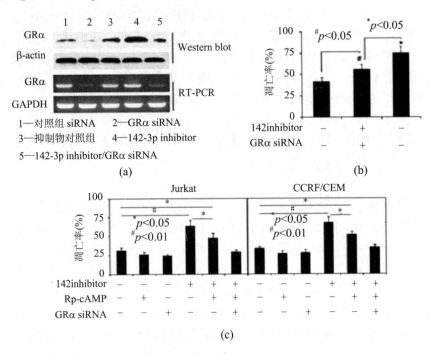

图 4.21　miR-142-3p 通过作用 GRα 和 cAMP/PKA 通路诱导 GC 耐药

(a) GRα siRNA 导致 GRα 沉默,消除了 miR-142-3p 抑制物水平上调对 GRα 蛋白表达的影响。Jurkat 细胞转染 GRα siRNA,共转染 GRα siRNA 和 miR-142-3p 抑制物,以及正常对照。48 h 后,收集细胞,蛋白印迹和荧光定量 PCR 分别检测 GRα 蛋白和 mRNA 水平。(b) GRα 敲除后,miR-142-3p 抑制物部分加强了 Jurkat 细胞对地塞米松的敏感性。Jurkat 细胞共转染 miR-142-3p 抑制物和 GRα siRNA。24 h 后,用 0.1 mM 地塞米松加入培养基中,再培养 48 h。收集细胞,流式细胞仪检测分析。(c) cAMP/PKA 通路参与 miR-142-3p 诱导的 GC 耐药。Jurkat 或 CCRF/CEM 细胞系单独转染 miR-142-3p 或 GRα siRNA 或共转染 miR-142-3p 抑制物和 GRαsiRNA。24 h 后,加入 0.1 μM 地塞米松,并分两组,一组同时加入 0.5 mM Rp-cAMP,另一组则不加,48 h 后收集细胞,流式细胞仪分析。

本研究发现 miR-142-3p 在 T 细胞白血病生成过程中起到关键的致癌因子作用,通过靶向 cAMP/PKA 和 GR 两个重要的信号通路发挥作用。因此,干扰 miR-142-3p 可能是一条治疗 T-ALL 的新途径。

4.5 miR-125b-1 调控参与 ALL 发生[243]

免疫球蛋白重链(Immunoglobulin Heavy Chain,IGH)是个在 B 细胞恶性肿瘤中常见遗传改变的基因[244]。遗传改变包括 IGH 之间,IGH 与其他基因之间的易位,以及基因调换到 IGH 座位和 IGH 片段插入到其他染色体座位中[244]。受影响的基因呈现低表达,导致 B 细胞通过其他几条途径不受控制地增殖。有趣的是,miR-125-1 插入 1 例 B 细胞 ALL 病人的免疫球蛋白重链重排基因座上,导致 IGH 不正常的重排。这是第一个参与 ALL 的 miRNA,是 lin-4 的同源 miRNA。

一位 35 岁妇女同种异体骨髓移植 7 年后被诊断为白血病复发性卵巢肿瘤[245]。在组织结构上,卵巢肿瘤类似于淋巴性肿瘤,它们在免疫表型上都具有 TdT,CD10 和 CD19 阳性。RNA 印迹(Southern blot)分析肿瘤细胞证实 IGH 基因中 1 个重排连接片段(IGHJ)具有微弱的种系带,推测 IGHJ 等位基因缺失(见图 4.22(a))。

PstI 酶消化后,长距离反向 PCR(long-distance inverse PCR,LDI-PCR)扩增并测序,获得 1.8 kb 产物,Southern blot 检测到一条 4.2 kb 重排条带(见图 4.22(a))。利用 BLAST 数据库(www.ncbi.nlm.nih.gov/BLAST)比对分析揭示,1 条来源于染色体 11q24 的 213bp DNA 片段插入到重排的 IGH 等位基因中(见图 4.22(b))。我们利用插入的 DNA 片段进行协同泳动研究进一步证实 LDI-PCR 结果的真实性(见图 4.22(a))。有趣的是,11q24 来源的序列包含 miR-125b-1 前体(88 bp)和成熟体(22 bp),提示 IGH 重排导致 miR 从种系座位上切除下来。但由于材料受限,肿瘤细胞中 miR 的表达未能检测。

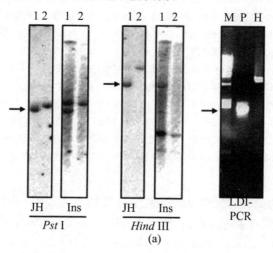

ATTACAGTGGGAGCACCTACTACAACCCGTCCC
TCAAGAGTCGAGTTACCATATCAGTAGACACGT
CTAAGAACCAGTTCTCCCTGAAGCTGAGCTCTG
TGACTGCCGCGGACACGGCCGTGTATTACTGT
GCGAGAGCccggttcttgttttgctttgctttgtctcaagaaag
aaaacattgttgcgctcctctcagtccctgagaccctaacttgtga
tgtttaccgtttaaatccacgggttaggctcttgggagctgcgagt
cgtgcttttgcatcctggaaatttggtggaattttattctttaaagca
aaaacaaaagaaaagaaagtttgtctgaggtgattgatggccccc
tgggcctagatattgtggtggtgactgtagactaCTGGGGCCAG
GGAACCCTGGTCACCGTCTCCTCAGGTGAGTCC
TCACCACCCCCTCTCTGAGTCCACTTAGGGAGA
CTCAGCTTGCCAGGGTCTCAGGGACCCTTCGAA

(b)

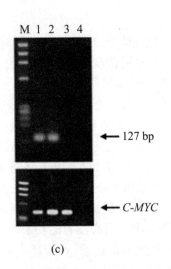

(c)

图 4.22 miRNA-125b-1 插入到一个重排免疫球蛋白重链基因

(a) Southern blot 分析 IGH 连接区(JH),应用一个插入特异性的 DNA 片段(插入探针)和长距离反向 PCR(LDI-PCR)进行构象分析。卵巢肿瘤细胞显示 JH 一个重组带(PstI 和 HindⅢ 酶切后分别在 4.2 kb 和 6.0 kb 处)。LDI-PCR 扩增相应的 PCR 产物(PstI 和 HindⅢ 酶切后分别在 1.8 kb 和 4.2 kb 处)。1.8 kb PCR 产物(箭头所指)克隆测序。插入探针所用 PCR 扩增引物 GGTTCTTGTTTTGCTTTGCTTTG;TCACCACCACAATATCTAGGC,产生 243 bpDNA 片段。JH 和插入探针(标记为 Ins)用于构象研究,结果显示相同的重组带。第一泳道:卵巢肿瘤病人细胞,第二泳道:CCRF-CEM(一条 T-ALL 细胞系)作为胚系对照;M:DNA 分子量参照物(λ/HindⅢ);p:PstI;H:HindⅢ。(b) LDI-PCR 部分测序产物。发现一条在 11q24 的 213 bp 和一条未知来源的 42 bp 条带插入到重组 IGH 等位基因中。MiR-125b-1 前体序列是下划线所指部分。MiR-125b 序列(tccctgagaccctaacttgtga)是框条所指序列。(c) 插入位点一条 127bp DNA 片段通过巢式 PCR 扩增,第一轮 PCR 引物 CTACAACCCGTCCCTCAAGA 和 TCACCACCACAATATCTAGGC;第二轮 PCR 引物 CCAGTTCTCCCTGAAGCTGA 和 ACTGAGAGGAGCGCAACAAT。一条 393 bp cMyc 基因片段作为阳性对照,第一轮 PCR 扩增引物 GGTGTTAGGACGTGGTGTTGGGTA 和 GAGGTGGCGGTGAGGAAAACAATTT;第二轮 PCR 扩增引物 GGTAGGCGCAGGCAGGGGAAAA 和 CCAACACTCCTTTTGCCAGCTTTC。所有的 PCR 产物均测序。M:DNA 分子量参照(φ174/HaeⅢ);第一泳道:初次诊断 DNA;第二泳道:卵巢肿瘤细胞中分离出的 DNA;第三泳道:CCRF-CEM;第四泳道:水。

　　MiR 的插入为是否引发卵巢肿瘤复发过程的重要因素。接下来,初诊病人骨髓穿刺取得血样,从中提取 DNA,利用 IGH 和 11q24 特异的引物进行巢式 PCR

扩增。在初诊和复发卵巢肿瘤细胞中,巢式 PCR 扩增得到的产物相同(见图 4.22(c))。此结果提示 miR 插入 IGH 座位可能参与白血病生成的早期阶段。

3 个 miR-125s(miR-125a,miR-125b-1 和 miR-125b-2)都同源于线虫 lin-4 miRNA(4)。miR-125a 和 miR-125b 仅有几个碱基上差异,一个位置上的尿嘧啶转换成胸腺嘧啶,另一个位置上添加了腺嘌呤。MiR-125b-1 和 miR-125b-2 序列相同,但各自来源于独立的前体,这些前体基因分别位于不同的染色体座位。有趣的是,以往的研究证实了线虫 lin-4 调控了幼虫发育时期[246],以及果蝇的 miR-125b 仅在成虫时期能检测到,而在卵中却没有[247]。这些结果提示 miR-125s 参与组织发育或细胞分化的不同时期。MiR-125b-1 插入到 IGH 等位基因可能损坏了前体 B 细胞中小 RNA 的表达,导致异常分化。

总而言之,这是第一个病例暗示了 miR-125b-1 参与前体 B-ALL 细胞形成白血病的过程,同时也提示了 miR-125b-1 是导致 IGH 变异的基因之一。

第 5 章 miRNA 调控参与 AML 发生

AML 主要以骨髓和血液中的髓系前祖细胞的分化受阻和恶性增生为特征。多篇文献报道了 AML 细胞遗传学及一些 AML 常见的基因突变与 miRNA 的关系。比如,Nadia 等人[248]指出 miR-221 和 miR-222 可以通过调控癌基因 c-kit 来抑制正常红细胞生成及红白血病细胞的增生,因而起着抑癌基因的作用。另有研究发现,miR-196 通过抑制同源框基因 B8(HOXB8)的表达来参与白血病髓细胞系 HL60 细胞的分化[249]。HOXB8 是第一个在 AML 中发现被转录激活的 HOX 家族基因,在多种细胞系中表达,通过其启动子区与内源的 Pbx 蛋白结合来抑制细胞因子依赖的髓系祖细胞的分化[250]。还发现,miR-196b 与 AML 中 MLL 及 NPMI 突变有关。Nakamura 等[251]推测,miRNA 通过调控 DROSHA 靶点,引起一系列基因表达的改变,与 ALLI 融合蛋白有关。

Garzon 等人[252]检测了全反式维甲酸(All-Trans Retinoic Acid,ATRA)诱导的急性早幼粒细胞白血病(APL)患者和 APL 细胞系 NB4 中 miRNA 表达情况,结果表明,ATRA 诱导部分 miRNA 的表达水平。其中,miR-107 调控核因子 I-A (NFI-A),而 NFI-A 又与 miR-223 及转录因子 CCAAT/增强子结合蛋白-α(C/EBPα)构成的微循环,参与调节粒细胞分化[253]。此外,下调的 miR-181 家族可能通过激活 Toll 样受体和白介素 1β 通路而促进了侵袭性白血病形成。MiR-181a 还与 AML 的细胞学分类有显著关系,可能在细胞谱系发育及肿瘤分化中扮演了重要角色[254]。类似的研究还发现,不同的 miRNA 标签与 AML 患者的细胞遗传学和分类亚型有关[255]。在小鼠模型中的研究发现,过表达 miR-155 的小鼠发生具有病理特征的骨髓瘤,粒细胞/单核细胞数目明显增加[256]。

近年来的研究发现,miRNA 在造血干细胞生成过程中发挥关键作用[257-259]。发现在 AML 谱系的分化过程中也受 miRNA 间动态的相互调控作用。有一些报道揭示了造血干细胞以及其他细胞各谱系在发育过程中 miRNA 表达量受到严格的调控。比如,在骨髓增生异常综合征(Myelodysplastic Syndrome(MDS))和 AML 患者中,miR-125b-1 阻滞了髓细胞的分化[260]。MiR-223 调控人粒细胞生成过程中的分化作用。MiR-424 通过抑制 NFI-A 促进单核细胞分化[261]。还有,关于能够区别急性早幼粒细胞性白血病(APL)与正常前髓细胞的 miRNA 表达谱也已见报道[262]。此外,还发现了其他一些 miRNA 与 AML 中重要的基因有关。AML 病人中 miR-204 直接作用于 HOXA10 和 MEISI 靶点[263]。miR-224、miR-382 和 miR-376 家族与 t(15;17)的急性早幼粒白血病相关;miR-126 调控核心转录因子参与 AML 发病;miR-17-92 与混合系白血病(MLL)基因重排相关;miR-155 与调控 FLT3-ITD 阳性的 AML 相关。这些结果提示,miRNA 可以作为相应 AML 的分子标记[264]。但是,仍有许多 miRNA 在白血病中的功能尚待阐明。

　　表观遗传学是指不发生 DNA 一级序列改变的基因表达的可遗传性改变。如同基因遗传学改变一样,表观遗传学改变在疾病的发生发展中也起重要作用。在白血病中,导致基因异常沉默的表观遗传学机制已有研究[265]。例如,miR-223 在粒细胞分化中受转录因子 C/EBPα 的调控[7],而 C/EBPα 又受 ML1/ETO 融合蛋白负调控[266]。相关的研究还有,携带产生 AML1/ETO 融合基因的 t(8;21)移位的 AML 患者细胞中 miR-223 显著低表达,进一步的研究揭示,miR-223 受原癌基因 AML1/ETO 直接介导。此外,通过在 miR-223 前体中 AML1 结合位点招募染色质重构酶,AML1/ETO 可以诱发 miR-223 的异染色质沉默。通过负反馈作用,过量表达 miR-223 对 AML1/ETO 进行 RNA 干扰,解除了 AML1/ETO 对 miR-223 的沉默作用。采用去甲基化处理可以增强 miR-223 的表达并恢复细胞分化能力[267]。

　　有研究发现,在白血病初发病人中,CpG 岛的超甲基化可以引起 miR-124a 的沉默,进而导致 miR-124a 的靶基因细胞周期素 D 激酶 6(CDK6)的活化[268]。CDK6 是细胞周期素依赖激酶(Cyclin-Dependent Kinases,CDKs)的丝氨酸/苏氨酸蛋白激酶家族中的一员,通过调控细胞周期参与细胞增殖及分化阻滞,促进白血病的发生,是癌症治疗药物开发的新药物靶标[269-271]。还有,miR-203 的 CpG 岛发生超甲基化可以导致其表达沉默,进而引起其靶基因—原癌基因 ABL1 和 BCR-ABL1 表达水平增强,促进了人和小鼠的造血系统恶性肿瘤和白血病细胞增生[272]。

　　尽管在白血病中部分 miRNA 的调控功能已经得到证实,但是仍有大量的 miRNA 的功能是未知的。那么这些 miRNA 在不同类型白血病中参与哪些不同的或者相同的调控通路呢?对这些问题的研究有助于全面了解白血病及为了解不同癌症的致病机制提供有益的借鉴作用。

5.1 miR-100 参与 AML 细胞的分化和增殖

5.1.1 引言

目前,临床治疗仅有大约 40% 的 AML 患者能够获得长期生存率。因此,深入地理解白血病的发生机制,探索新型的治疗方案对于 AML 的临床治疗效果非常关键。

AML 谱系的分化过程受一些特异性调节因子间动态的相互作用所调控,如 miRNA。近年来的研究表明,miRNA 在造血干细胞生成过程中发挥关键作用[273]。另有一些报道揭示了血细胞各谱系在发育和分化过程中 miRNA 表达量受到严格的调控[274],但是,AML 谱系分化过程如何受到 miRNA 的调控,其机制尚待阐明。

miR-100 在许多肿瘤,包括在具有 t(15;17) 的 AML 细胞中都发现有异常表达的现象[275]。最近有报道,在鼻咽癌细胞中,miR-100 调控 Polo 样激酶 1 的表达;而在肾上腺皮质癌和透明细胞卵巢癌中,它则通过调控 mTOR 发挥作用[276]。这些结果提示了在不同的肿瘤细胞中,miR-100 可能充当肿瘤抑制因子或是原癌基因的角色。在早期的研究中,我们发现 miR-100 在 AML 患者中显著性高表达,提示 miR-100 可能在 AML 的发病机制中发挥了重要的功能。目前,对于 miR-100 在 AML 中的功能尚未阐明,且其在 AML 中作用的下游靶标基因也未见报道。

在进一步的研究中发现,miR-100 在 AML 中高表达,其表达量的变化水平与 AML 亚型分类所依据的髓细胞成熟程度相关,即在 AML-M1～M3 亚型中呈逐渐升高趋势,特别在 AML-M3 中极显著性高表达,而在 AML-M4～M5 中却降落为较低水平,提示 miR-100 可能调控前髓性细胞的早期分化过程。进而,在体外实验中,我们进一步验证了 AML 细胞中 miR-100 的功能,并验证了 miR-100 是通过抑制其靶基因 RBSP3 来发挥调控作用的。RBSP3 表达下调后促进了磷酸化的 pRB 水平升高,导致 pRB 失活,进而引起 E2F1 释放,最终促进细胞增殖,阻滞前髓性细胞向中性粒细胞/单核细胞的分化。这些结果提示,miR-100 可能是未来 AML 的一个新的治疗靶标。

5.1.2 初发 AML 病人中 miR-100 高表达

我们分析了 48 份 AML 病人骨髓样品中 miR-100 表达量,包括 9 份 AML-M1(根据 FAB 分型)、7 份 AML-M2、18 份 AML-M3、4 份 AML-M4 和 10 份 AML-M5。另外,5 份正常人骨髓样品作为对照。MiR-100 在正常人骨髓的有核细胞中表达量较低,而在几乎 AML 所有型中是高表达,特别是在 AML-M1、AML-M2 和 AML-M3 中表达量相当高(见图 5.1(a))。有趣的是,AML-M1 亚型中以未成熟原髓细胞类型为主,AML-M2 亚型以成髓细胞为主,而 AML-M3 亚型则以早幼粒细胞为主。MiR-100 在这 3 种亚型中的表达量呈现逐步上升的现象,即在 AML-M2 中的表达量比 AML-M1 中稍高;而在 AML-M3 中的表达量又更高。这些结果提示,在造血干细胞正常分化发育过程中,原髓细胞向中性粒和单核细胞两个方向分化,这种分化在白血病细胞中发生受阻,miR-100 的高表达可能与血细胞分化受阻相关。

此外,我们还分析了临床骨髓样品中 miR-100 前体的表达量(见图 5.1(b)),发现 AML-M1、AML-M2 和 AML-M3 病人中 miR-100 前体表达量也极显著上调,与 miR-100 的表达量趋势相一致。这些结果暗示了,在 AML 细胞中 miR-100 的异常表达并不仅产生于 miRNA 的加工水平。

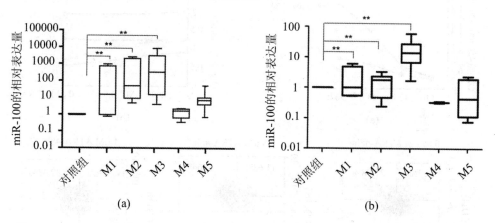

图 5.1 qRT-PCR 检测 AML 临床样品(包括 AML-M1～M5 亚型)中 miR-100 成熟体(a)和前体(b)的表达情况

病人和正常人样品的测量值均用 U6 均一化后进行比较,用 $2^{-\Delta\Delta Ct}$ 值表示相对表达量。在 AML-M1、AML-M2 和 AML-M3 亚型中 miR-100 成熟体和前体均显著性升高,而在 AML-M4 和 AML-M5 亚型中则低表达(** $p<0.01$)。

5.1.3 miR-100 阻滞人前髓性细胞向中性粒和单核细胞方向分化,促进细胞增殖

为了进一步阐明 miR-100 在髓性细胞分化中潜在的功能,特别是在前髓性细胞中发挥的作用,我们首次对经 ATRA 和 $1,25D_3$ 处理后的髓性白血病细胞系 HL60 细胞中 miR-100 的表达量进行分析。首先,我们证实了 ATRA 和 $1,25D_3$ 具有抑制细胞生长,并能分别诱导前髓性细胞向中性粒细胞和单核细胞分化的作用(见图 5.2 和图 5.3),结果与以往的报道相一致[277]。接着,分别用 ATRA 和 $1,25D_3$ 两种药物处理 HL60 细胞药物处理,48 h 和 96 h 后,检测 miR-100 的表达量。两种药物处理的细胞中,miR-100 的表达量均下调,呈现剂量(见图 5.4(a)、图 5.4(b))和作用时间(见图 5.4(c)、图 5.4(d))依赖关系。此外,ATRA 和 $1,25D_3$ 处理细胞 12 h 和 96 h 后,我们用 Northern 杂交的方法检测了 miR-100 前体的表达量(图5.4(e)),同 miR-100 成熟体的表达量变化趋势类似,在中性粒和单核细胞分化的过程中,miR-100 前体的表达量也呈现下调现象。这些结果表明,miR-100 与前髓性细胞的终末分化呈负调控相关性。

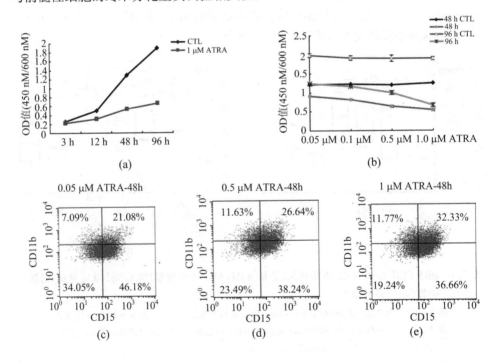

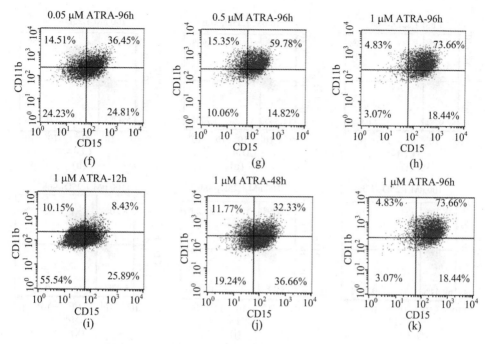

图 5.2 ATRA 具有抑制细胞增殖和促进细胞分化的作用

(a) 1 μM ATRA 处理细胞后进行 CCK-8 实验,细胞活性表现出时间依赖关系。(b) 不同浓度 ATRA 分别处理细胞 48 h 和 96 h 后进行 CCK-8 检测,细胞增殖受到抑制。(c)~(k) 不同浓度 ATRA 处理 HL60 细胞不同时间,流式细胞术检测细胞表面抗原 CD11b 和 CD15 表达量,结果显示,CD11b 和 CD15 表达量逐渐上升,具有时间和剂量依赖关系。

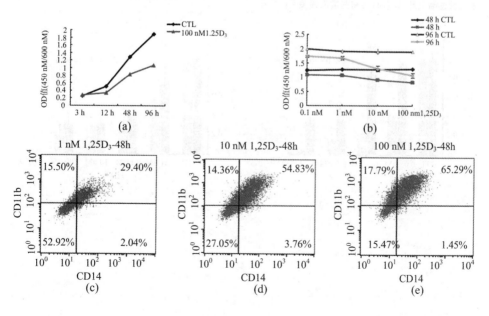

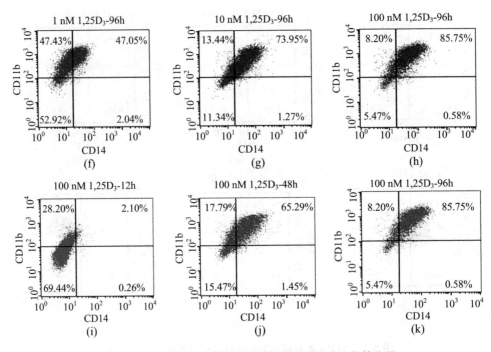

图 5.3 $1,25D_3$ 具有抑制细胞增殖和促进细胞分化的作用

(a) 100 nM $1,25D_3$ 处理细胞后进行 CCK-8 实验,细胞活性表现出时间依赖关系。(b) 不同浓度 $1,25D_3$ 分别处理细胞 48 h 和 96 h 后进行 CCK-8 检测,细胞增殖受到抑制。(c)~(k) 不同浓度 ATRA 处理 HL60 细胞不同时间,流式细胞术检测细胞表面抗原 CD11b 和 CD14 表达量,结果显示,CD11b 和 CD14 表达量逐渐上升,具有时间和剂量依赖关系。

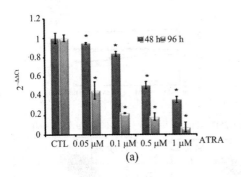

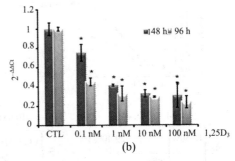

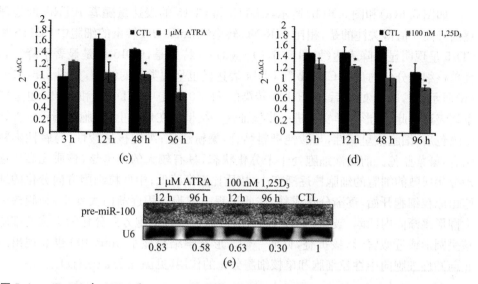

图 5.4 miR-100 在 ATRA 和 1,25D_3 处理的 HL60 细胞中表达下调,呈现剂量和时间依赖关系
(a)~(d) qRT-PCR 检测(a)不同浓度 ATRA 和(b)1,25D_3 处理 HL60 细胞 48 h 和 96 h 后 miR-100 的表达量。(c)1 μM ATRA 和(d)100 nM 1,25D_3 处理 HL60 细胞后 miR-100 的表达量变化呈现时间依赖关系。(e) Northern 杂交检测 1 μM ATRA 或 100 nM 1,25D_3 处理细胞后检测 miR-100 前体的表达量。每个样品下面的数值表示样品与对照的灰度值比。CTL 表示相应的对照组。

进而,我们检测 miR-100 过表达是否阻滞细胞分化。HL60 细胞分别转染了以下 RNA 分子:miR-NC 或 miR-100 mimics,再分别用 ATRA 或 1,25D_3 处理。已证实 miR-NC 与人类 miRNA 的序列相似性极少(Dharmacon, Lafayette, CO)。miR-100 mimics 和 miR-100 antisence 的转染效率通过 qRT-PCR 检测(见图 5.5(a)、图 5.5(b))。

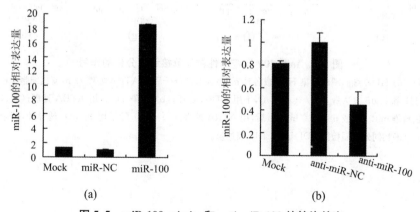

图 5.5 miR-100 mimics 和 anti-miR-100 的转染效率
(a) miR-100 mimics 的转染效率。(b) anti-miR-100 的转染效率。

如图 5.6(a)和图 5.6(b)所示,CD11b 和 CD15 的表达量随着 ATRA 的处理逐渐升高。值得关注的是,相比 miR-NC 转染组,miR-100 转染的细胞中 CD11b 和 CD15 呈现明显下降表达(见图 5.6(a)～(d))。特别是,CD15 更是显著下降。表征单核细胞分化的指标 CD11b 和 CD14 表达量也呈现类似的结果,如图 5.6(e)～(h)所示。$1,25D_3$ 处理后,miR-100 转染的 HL60 细胞中,CD11b 和 CD14 也呈现下调表达。此外,形态学实验进一步验证这一结果。在形态上,细胞经瑞氏—吉姆萨染色后,细胞质呈碱性,与酸性染料结合,染粉红色;细胞核呈酸性,与碱性染料结合,染紫蓝色。前髓性细胞处于未分化状态,具有较大的细胞核,核质比高。逐渐分化成熟的细胞的细胞核逐渐变小,核质比逐渐降低;中性粒细胞方向分化的细胞由原粒细胞开始,逐渐分化成熟,在此过程中细胞体积逐渐由大变小,细胞核由大圆形逐渐向内凹陷、皱缩,变为杆状或分叶状。单核细胞方向分化的细胞的细胞核呈圆形或近似肾形,核折叠,偏向一侧。形态学结果显示,miR-100 也表现出阻止前髓性细胞向中性粒细胞和单核细胞分化的作用(见图 5.7(a)～(j))。

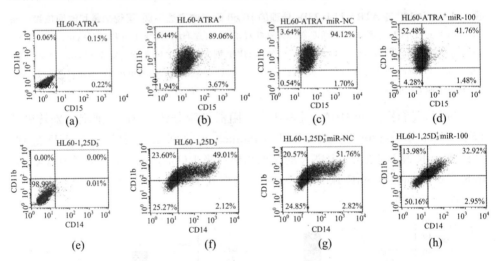

图 5.6 miR-100 调控中性粒和单核细胞分化的作用

(a)～(d) HL60 细胞瞬时转染 H_2O 或各种 miRNA 双链分子后用 ATRA 处理 72 h,流式细胞术检测 CD11b 和 CD15 表达量。(a) 转染 H_2O,不用 ATRA 处理;(b) 转染 H_2O,用 ATRA 处理;(c)、(d) 分别转染 miR-NC 或 miR-100 mimics 后,用 ATRA 处理;(e)～(h) 除了用 $1,25D_3$ 诱导外,其余与 (a)～(d)相同处理后检测 CD11b 和 CD14 表达量。

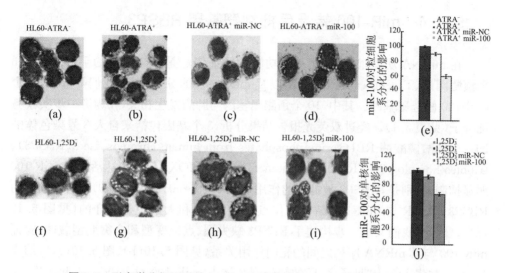

图 5.7 形态学分析不同的 miRNA 寡核苷酸链对 HL60 细胞分化的影响
(a) 转染 H_2O,不用 ATRA 处理。(b) 转染 H_2O,用 ATRA 处理。(c) miR-NC,用 ATRA 处理;(d) miR-100 duplex,用 ATRA 处理。(e) 相应的形态学分析结果的示意图。(f)~(j) 除了用 $1,25D_3$ 处理外,其余相同于(a)~(e)。

此外,我们采用 CCK-8 实验观察了 miR-100 对细胞增殖的作用,分别采用 50 nM、100 nM 和 200 nM miR-100 mimics,测定 24 h、48 h、72 h 和 96 h 时细胞的生长情况。正如预期所料的,miR-100 过表达促使 HL60 细胞生长,特别是在 48h 以后,实验组显著增长(见图 5.8(a),48 h $p<0.05$;从 72 h 到 96 h,$p<0.01$),且这种作用呈现时间依赖关系,随着时间延长,增殖作用也显著,但是没有发现很明显的依赖关系。类似的情况也出现在 NB4 细胞中(见图 5.8(b),$p<0.01$)。这些数据提示,miR-100 可能以原癌基因的角色阻滞了髓细胞分化和促进细胞增殖,参与AML 发生、发展过程。

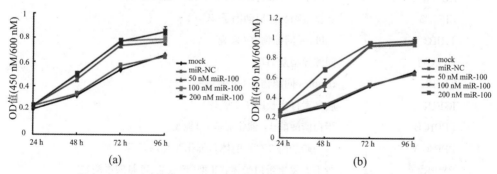

图 5.8 CCK-8 检测 miR-100 促进 HL60(a)和 NB4(b)细胞增殖作用

5.1.4　miR-100 转录后抑制靶基因 RBSP3

在 miRNA 功能阐明中,靶基因功能的验证依然是一个重要的手段。通过 3 个预测网站(TargetScan、PICTAR 以及 miRBase)的综合分析,我们筛选了 37 个 miR-100 候选靶基因。其中,10 个预测靶基因与肿瘤发生相关,作为进一步实验验证分子(见表 5.1)。经过双荧光报告结果分析,3 个基因包括来自人 3 号染色体的 RB1 丝氨酸磷酸酶 RB1(serine phosphates from human chromosome 3,RBSP3)、tribbles homolog 2 (TRIB2)以及 homeobox A1(HOXA1)的表达活性受 miR-100 明显抑制,特别是,RBSP3 被抑制的作用达到 40%~60%(见图 5.9)。所预测到的 RBSP3 3'UTR 与 miR-100 结合的位点在人、小鼠和大鼠中是保守的(见图 5.10(a))。因此,我们又进一步构建了 RBSP3 缺失型、点突变型和全突变型载体,验证 miR-100 与其 mRNA 序列之间的靶向作用关系(见图 5.10(b)、图 5.10(c)),结果显示,在缺失了 8 个"种子序列"的缺失型载体中,miR-100 对 RBSP3 不起作用,在点突变和全突变对载体中,miR-100 对 RBSP3 的抑制作用发生回复,因此,可以初步判断 RBSP3 是 miR-100 的靶基因。

为了更进一步证实 miR-100 与 RBSP3 蛋白的负相关关系,我们在 HL60 细胞中采用了过表达和缺失 miR-100 手段,检测 RBSP3 的表达量。正如图 5.10(d)所示,当 HL60 细胞中转染 miR-100 模拟物时,RBSP3 蛋白的表达量显著下降;而当转染 miR-100 反义寡核苷酸链用以抑制细胞内源性 miR-100 的水平时,RBSP3 则表达上调。这些结果可以证实,RBSP3 确实是 miR-100 的靶基因。

表 5.1　10 个与肿瘤发生相关的 miR-100 预测靶基因

基因名称	各个基因说明
THAP2	含有 THAP 位点,凋亡相关蛋白
RBSP3	来源于 3 号染色体的 RB 蛋白丝氨酸磷酸酶
EIF2C2	真核生物翻译启动因子 2C,2
TRIB2	tribbles 同源物 2(果蝇)
HOXA1	同源异型盒 A1
TRIB1	tribbles 同源物 1(果蝇)
IGF1R	胰岛素样生长因子 1 受体
PPP1CB	蛋白磷酸酶 1,催化亚基,β 亚型
PPP3CA	蛋白磷酸酶 3(2B 前体),催化亚基,α 亚型
BMPR2	骨形态发生蛋白受体,II 型(丝氨酸、苏氨酸激酶)

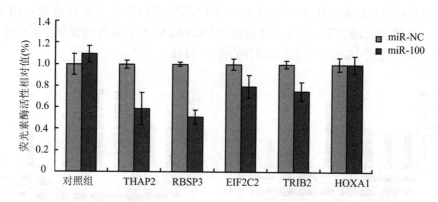

图 5.9 双荧光报告实验验证 miR-100 预测的候选基因

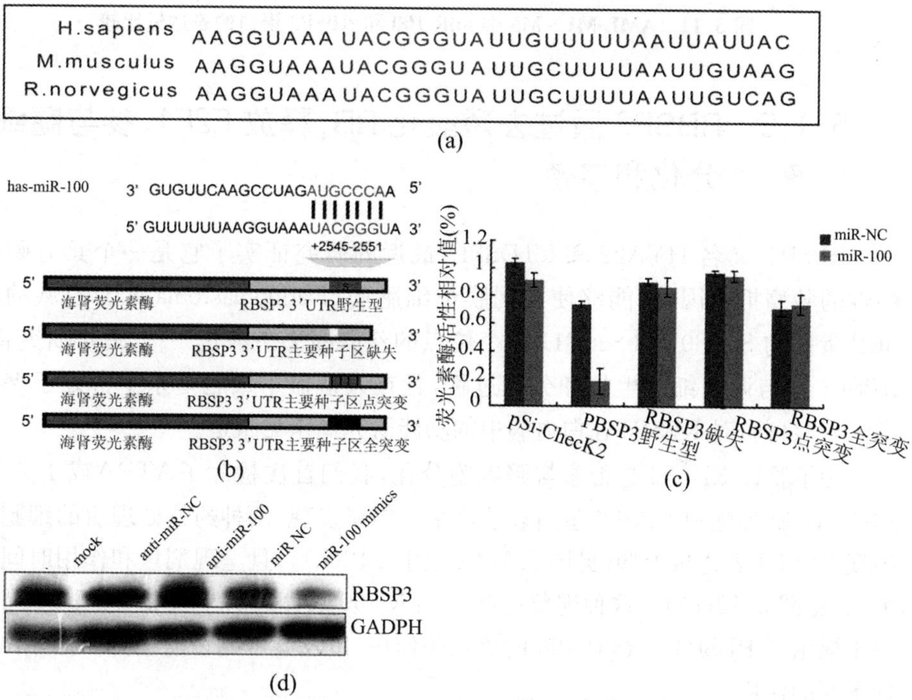

图 5.10 RBSP3 是 miR-100 下游直接靶标

(a) 预测 miR-100 与人类基因、小鼠和大鼠结合位点。(b) 双荧光报告实验设计示意图。(c) 双荧光报告实验结果。(d) Western blot 分析 miR-100 mimics 以及 anti-miR-100 转染细胞后，细胞内 RBSP3 蛋白的表达量变化情况。

分析体内 miR-100 与 RBSP3 之间的负相关性，我们随机选择了 17 份临床样品，包括 2 个 AML-M1、4 个 AML-M2、4 个 AML-M3、4 个 AML-M4、3 个 AML-

M5,分析在 AML 初发病人中 miR-100 与 RBSP3 蛋白表达量是否呈现负相关的关系。结果显示,RBSP3 蛋白表达量在 AML-M3 病人中显著低表达,与 miR-100 的负相关性达到 76.5%(见图 5.11(a)、图 5.11(b))。

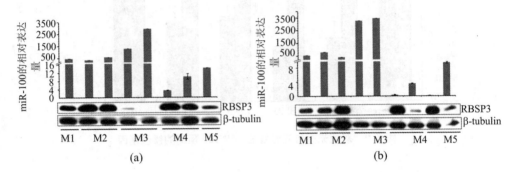

图 5.11　AML-M1～M5 中 miR-100 和 RBSP3 蛋白的表达量比较

5.1.5　RBSP3 通过去磷酸化 RB,释放 E2F1,参与髓细胞分化和增殖

RBSP3,又名 HYA22 和 CTDSPL,最近的研究证实了它是一个具有磷酸酶活性的肿瘤抑制因子,能够使视网膜母细胞瘤(Retinoblastoma,RB)家族的成员 pRB 蛋白的 Ser-807 和 Ser-811 两个位点的丝氨酸去磷酸化[160]。近年研究揭示,RBSP3 参与调控细胞生长和分化过程,且在人造血干细胞谱系中常处于突变状态[161]。目前,对 RBSP3 在白血病中的功能研究尚未见报道。

为了验证 RBSP3 是否参与髓细胞分化,我们首次检测了 ATRA 或 $1,25D_3$ 处理的 HL60 细胞中 RBSP3 蛋白表达水平。结果发现,两种药物处理后的细胞中均出现 RBSP3 表达量上调(见图 5.12(a)、图 5.12(b)),且呈现剂量和作用时间依赖关系(见图 5.12(c))。这种现象正好与 miR-100 表达趋势呈负相关。这些结果进一步揭示了 RBSP3 与 miR-100 的负相关作用,以及其可能在前髓性细胞分化中发挥重要的作用。

为进一步阐明 RBSP3 的功能,我们分别采用了 RNAi 和慢病毒技术来实现 RBSP3 在细胞内缺失和过表达。首先,2 条可用于沉默人 RBSP3 mRNA 的 siRNA 双链:siRBSP3-1 和 siRBSP3-2 都用于进行检测,结果发现,siRBSP3-2 能引起 HL60 细胞内 RBSP3 mRNA 和蛋白水平明显下调,因此被选用于后续实验(见图 5.13(a))。同时,采用慢病毒 RBSP3(lv-RBSP3)感染 HL60 细胞,5 天后 Western blot 检测显示细胞内 RBSP3 表达量升高(见图 5.13(b))。

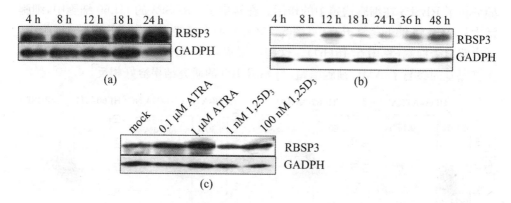

图 5.12　RBSP3 的表达量受 ATRA 和 1,25D$_3$ 影响

(a) 1 μM ATRA 处理 HL60 细胞不同时间后,细胞内 RBSP3 蛋白的变化情况。(b) 100 nM 1,25D$_3$ 处理 HL60 细胞不同时间后,细胞内 RBSP3 蛋白的变化情况。(c) 0.1 μM/1 μM ATRA 和 1 nM/100 nM 1,25D$_3$ 分别处理细胞 96 h 后,RBSP3 蛋白的变化。Mock 表示未处理组。

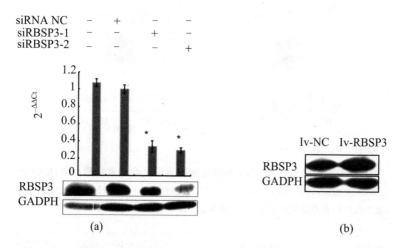

图 5.13　siRBSP3 和慢病毒 RBSP3 沉默细胞内源性 RBSP3 蛋白的效果

(a) qRT-PCR 和 Western blot 分别分析 siRBSP3 转染细胞后 RBSP3 mRNA 和蛋白水平的变化情况。(b) Western blot 分析慢病毒 RBSP3 对 HL60 细胞感染效率。

与对照组相比,在转染 siRBSP3-2 的 HL60 细胞中,CD11b 和 CD15 的表达水平明显下降(见图 5.14(a)~(c));而在慢病毒 RBSP3 感染的细胞中,两者的表达量显著上升(见图 5.14(e)、图 5.14(f))。CD11b/CD14 表达受抑制也出现在 siRBSP3 转染的细胞中(见图 5.15(a)~(c));同样的,慢病毒 RBSP3 感染的细胞中 CD11b/CD14 表达也显著升高(见图 5.15(e)、图 5.15(f))。这些结果提示 RBSP3 能促进前髓性细胞向中性粒细胞和单核细胞的分化。此外,又用 CCK-8 实验分析了 RBSP3 在细胞增殖中的作用。在转染了 siRBSP3 的 HL60 细胞中,细胞活力从 24 h 到 96 h 逐渐升高(见图 5.16(a)),而在感染慢病毒 RBSP3 的细胞中,活力明显受抑制(见图 5.16(b))。这些结果提示了 RBSP3 的功能可能是作为一个抑癌基因参与了 AML 细胞增殖,与 miR-100 的研究结果恰好相反。

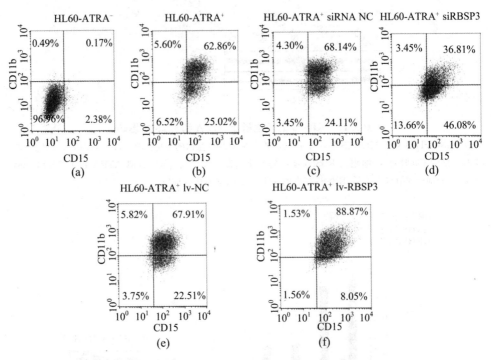

图 5.14 HL60 细胞中转染各种 RNA 寡核苷酸链后流式细胞术检测 CD11b/CD15 表达量
(a) ATRA 未处理组:转染 H_2O。(b)~(f) ATRA 处理组:(b) 转染 H_2O。(c) 转染 miR-NC。
(d) miR-100。(e) 慢病毒阴性对照。(f) 慢病毒 RBSP3 感染细胞。

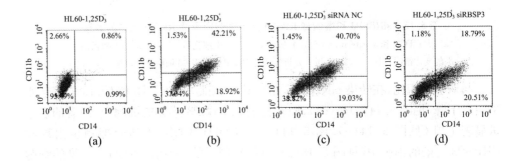

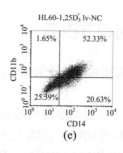
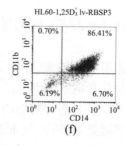

图 5.15 HL60 细胞中转染各种 RNA 寡核苷酸链后流式细胞术检测 CD11b/CD14 表达量

(a) ATRA 未处理组：转染 H_2O。(b)~(f) ATRA 处理组：(b) 转染 H_2O。(c) 转染 miR-NC。(d) miR-100。(e) 慢病毒阴性对照。(f) 慢病毒 RBSP3 感染细胞。

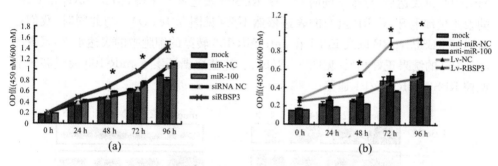

图 5.16 siRBSP 和慢病毒 RBSP3 对 HL60 细胞增殖的影响

(a) 转染 siRBSP3 组。(b) 慢病毒 RBSP3 感染组。

以往的研究已经揭示 RBSP3 能够影响 pRB 磷酸化水平，从而调控 E2F1。然而，在髓性细胞中，RBSP3 是否也是通过如此方式使得 pRB 磷酸化水平降低而导致 E2F1 蛋白水平下调？为了阐明这个问题，我们在 HL60 细胞中转染了 siRBSP3，发现随着 RBSP3 蛋白的水平下调，pRB 和 E2F1 蛋白表达水平确实升高，而在所有的实验中，RB 总蛋白量依旧是没有明显的变化（见图 5.17）。这些数据暗示了 RBSP3 可能通过调控 pRB-E2F1 通路在髓细胞向中性粒和单核细胞分化过程中发挥关键作用。

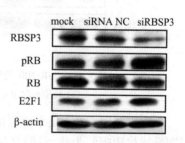

图 5.17 沉默 RBSP3 促进磷酸化 pRB 和 E2F1 的表达水平

5.1.6 miR-10 调控细胞周期调节因子

MiR-100 通过作用 RBSP3 靶基因，进而调控细胞周期调节因子 pRB/E2F1 在髓细胞中发挥调控分化和增殖的作用。

我们证实了 miR-100 具有抑制细胞分化和促进细胞增殖的调控作用，且验证了其作用的下游靶基因是 RBSP3；而 RBSP3 又调控于 pRB-E2F1 通路参与髓细胞分化和增殖作用，因此，我们猜想 miR-100 可能通过 RBSP3-pRB-E2F1 通路参与 AML 的病理形成。

我们转染了 miR-100 mimics 和 miR-100 反义寡核苷酸链到 HL60 细胞内。MiR-100 过表达后，导致不同时间点中 RBSP3 表达逐渐下降，但是，pRB 和 E2F1 的表达量却上升，总 RB 蛋白的表达依然不变(见图 5.18(a))。与此同时，我们还检测了 RBSP3，pRB 以及 E2F1 在 anti-miR-100 转染的细胞中的表达水平，发现与 miR-100 的结果正好相反(见图 5.18(b))。这些数据证实了 miR-100 通过转录后调控 RBSP3-pRB-E2F1 通路。

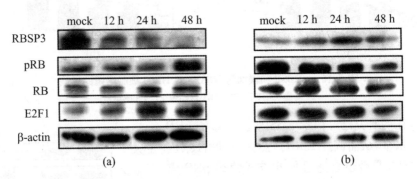

图 5.18 miR-100 通过下调 RBSP3 促进 pRB 和 E2F1 的表达

(a) 转染 miR-100 mimics 组。(b) 转染 anti-miR-100 组。

下游靶基因 E2F1 是个重要的细胞周期调节因子，miR-100 是否通过调控细胞周期发挥作用呢？为此，我们又采用流式细胞术分析了过表达 miR-100 后细胞周期变化情况。细胞转染 miR-100 后，用诺考哒唑(Nocodazole)进行同步化处理。诺考哒唑能够使细胞微管去聚类(Depolymerizes)而阻滞细胞周期于 G2/M 期。同步化 24 h 后，进行 FACS 分析。结果显示，经诺考哒唑处理后，大量的细胞呈现 G2 期阻滞，而 miR-100 转染的细胞却能够突破这种阻滞促使细胞进入 S 期(见图 5.19(a)～(d))。结果进一步证实了 miR-100 确实激活了下游细胞周期效应因子 E2F1，从而启动 S 期的进程。

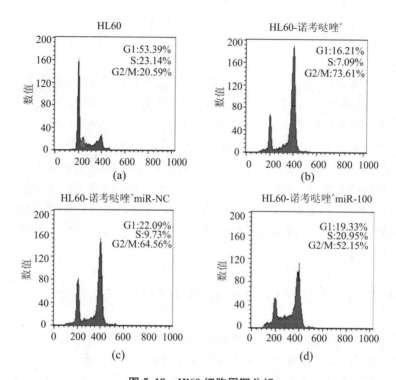

图 5.19　Hl60 细胞周期分析

(a) 转染 H_2O,诺考哒唑未处理组。(b) 转染 H_2O,诺考哒唑处理组。(c) 转染 miR-NC,诺考哒唑处理组。(d) 转染 miR-100 mimics,诺考哒唑处理组。

综上所述,miR-100 通过调控 RBSP3-pRB-E2F1 通路引起细胞周期 S 期的改变,从而调控细胞增殖和细胞分化,参与 AML 的发生与发展(见图 5.20)。

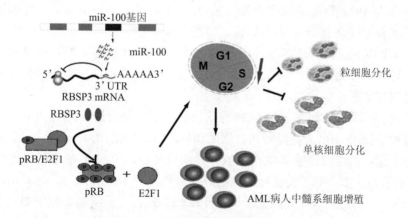

图 5.20　miR-100 调控前髓性细胞向中性粒细胞和单核细胞方向分化和增殖作用的通路示意图

5.1.7 结论

造血干细胞分化受阻是 AML 各亚型的主要特征。目前,已有多篇文献报道了 AML 不同亚型与全基因组的基因表达谱有极大的相关性,为今后进一步理解这种疾病的生物学机理奠定良好的基础。2010 年,有文献报道 miR-100 在几种白血病亚型中异常表达,包括 t(15;17)或者 inv(16)的 AML 亚型[57,154]。在本研究中,我们发现 miR-100 抑制髓细胞向中性粒细胞和单核细胞系两个方向分化。MiR-100 在髓性白血病细胞中参与调控细胞增殖和分化的分子机理可能是通过作用于 RBSP3 蛋白,利用 RBSP3 调控 RB-E2F1 信号通路,从而引起细胞周期从 G1 期向 S 期转换,实现了促进细胞增殖和阻止细胞分化的调控,使细胞最终发展为类似 AML 的肿瘤。

5.1.8 miR-100 与 AML 细胞分化和增殖相关

已有多篇文献报道了全基因组的基因表达谱与 AML 不同亚型有极大的相关性,为今后进一步理解这种疾病的生物学机理奠定良好的基础。在本研究中,我们发现与正常人相比,AML 病人中 miR-100 的表达显著性升高,有趣的是,其在 AML-M1~M3 亚型中呈逐渐升高趋势,在 AML-M3 中极显著性高表达,而在 AML-M4、AML-M5 亚型中,miR-100 却呈现低表达。AML 的分型是依据于造血干细胞的分化程度,M1~M3 型是前髓性细胞分化的早期阶段;而 M4、M5 是前髓性细胞分化的晚期阶段。由此,miR-100 的表达量变化水平与髓细胞性白血病亚型分类所依据的髓细胞的成熟程度相关,提示了其可能参与阻滞前髓性细胞向中性粒细胞和单核细胞分化早期调控。有趣的是,这种失常表达的现象也发生在 miR-100 前体中,而且表达变化的趋势与 miR-100 成熟体基本一致,可见,miR-100 异常表达现象可能是一个深层次地发生在成熟体加工之前的染色体遗传学改变或是转录调控水平。

其次,在 ATRA 和 $1,25D_3$ 分别诱导前髓性细胞向中性粒细胞和单核细胞分化的过程中,miR-100 表达随着药物浓度和处理时间的增加而降低。可见,在前髓性细胞不断向中性粒细胞和单核细胞分化的过程中,miR-100 的水平是不断下调的,提示了 miR-100 对于前髓性细胞的分化可能发挥了阻碍作用。在 miR-100 过表达或缺失的实验中,我们验证了 miR-100 确实发挥了阻滞前髓性细胞向中性粒细胞和单核细胞方向的分化的作用。此外,CCK-8 实验的结果证实了 miR-100 可以促进 AML 细胞生长。这是 miR-100 功能分析的新发现。

5.1.9 在 AML 细胞中,miR-100 通过调控 RBSP3 发挥作用

进而,我们探讨了 miR-100 可能作用的下游靶标。经过靶基因预测、双荧光报告实验筛选和 Western blot 实验验证,发现 RBSP3 是 miR-100 真实的靶基因。更重要的是,体内实验验证揭示,AML 临床样品中 RBSP3 蛋白的表达水平与 miR-100 呈负相关。以往的研究证实,RBSP3 是一个重要的肿瘤抑制因子,位于 3p21.3 肿瘤抑制区(Tumor Suppressor Gene,TSGs)[278,279]。然而,关于 RBSP3 参与调控前髓性细胞分化和生长的作用并未见揭示。因此,在本研究中,我们还证实了 RBSP3 是否参与前髓性细胞的分化和增殖作用。与 miR-100 的功能研究思路类似,我们首先用 ATRA 和 $1,25D_3$ 诱导的 AML 细胞,检测 RBSP3 蛋白水平,发现其蛋白水平也逐渐升高,同样呈现药物作用时间和剂量依赖关系。进而,利用 RNAi 和慢病毒技术分别构建缺失和过表达 RBSP3,在缺失和过表达 RBSP3 实验中,验证了 RBSP3 与细胞分化和增殖相关。CD11b/CD15 和 CD11b/CD14 在 RBSP3 缺失的细胞中表达水平下调;而在 RBSP3 过表达的细胞中表达水平上调,与细胞内 miR-100 异常表达后引起结果一致。这些结果显示,RBSP3 的活化对中性粒细胞和单核细胞分化可能是一个共同的途径。此外,CCK-8 实验结果也证实了 RBSP3 具有抑制 AML 细胞增殖的作用,这一结果与以往 RBSP3 促进其他肿瘤细胞生长的作用相似。

5.1.10 在 AML 细胞中,miR-100 调控 RBSP3/RB/E2F1 通路

以前的研究表明,RBSP3 是一种磷酸化酶,能使下游的靶基因 pRB 的丝氨酸位点(Ser807/811)去磷酸化而使后者激活[280],pRB 暴露了与 E2F1 结合的位点,两者结合形成 pRB/E2F1 复合物[281]。RB 和 E2F1 在细胞周期调控中发挥着重要作用。pRB 在处于低磷酸化状态,结合并抑制 E2F1 转录因子,抑制 S 期相关基因转录,使细胞停滞于 G1 期。当细胞周期素(Cyclin D1)与细胞周期依赖性激酶 4/6(Cyclin-Dependent Kinase,CDK4/6)在 G1 期形成复合物时,可与 pRB 结合,使其磷酸化,释放 E2F1,启动 S 期,引起细胞分裂。通过磷酸化/去磷酸化的方式,RB 调控下游基因 E2F,形成 RB 通路(RB Pathway)。RB 通路通过不同的调控机制,促进细胞周期 G1/S 转换,进入 S 期的进程,在细胞生理和肿瘤转移过程中发挥重要的作用。据报道,几乎 90% 的人类肿瘤细胞中都能发现 RB 通路中相关分子的变异[282]。但是,在 AML 细胞中 miR-100 是否通过 RB 通路发挥上述作用?

我们在 AML 细胞中过表达 miR-100 抑制 RBSP3 蛋白表达后,发现 pRB 磷酸化水平上调,E2F1 水平也呈同样趋势。而当转染 miR-100 的反义寡核苷酸链导致内源性 miR-100 水平下降时,结果正好相反,这些结果提示了在分化和增殖过程中 pRB-E2F1 和 RBSP3 的异常表达与 miR-100 的表达水平相关。由于 E2F1 是重要的细胞周期调节因子,因而我们推测 miR-100 调控了 AML 细胞周期的进程。为了证实这一观点,我们在 AML 细胞中过表达 miR-100 后,检测了细胞周期的变化情况,结果发现,在过表达 miR-100 的细胞中,细胞周期 S 期明显升高。由此可见,miR-100 过表达抑制了 RBSP3,使得 RB 磷酸化水平升高,E2F1 释放,E2F1 促进 S 期相关蛋白的表达,加速 G1/S 期转换,使细胞 S 期比例增加;miR-100 的缺失表达则产生相反的结果。这个结果验证了 miR-100 调控 RBSP3 相关通路。

通过以上研究结果,我们揭示了 miR-100 在 AML 细胞中的调控作用,即 miR-100 能够抑制前髓细胞向中性粒和单核细胞系两个方向分化,同时促进前髓性细胞的增殖。其分子机理可能是:在 AML 细胞中,miR-100 高表达抑制了 RBSP3 的表达,RBSP3 则导致 pRB 的磷酸化水平增加,促进 E2F1 释放。释放的 E2F1 可能促进 S 期相关蛋白的表达,加速 G1/S 期转换,使细胞 S 期比例增加,从而抑制了 ATRA 或者 $1,25D_3$ 诱导细胞分化的作用,以及促进细胞生长,最终导致 AML 发生的进程。

目前,越来越多的研究表明 miRNA 在 AML 中充当重要的角色。例如,Garzon 等人报道 miR-29b 通过调控 MCL1 和上调 BIM 与 PDCD4 转录子作用于 AML 细胞的生长,从而发挥了其肿瘤抑制因子的功能[283]。刘等发现在 KIT 驱使的 AML 细胞中存在 Sp1/NFkB/HDAC/miR-29 调控通路[284]。Pigazzi 等[285]证实了 miR-34b 在 AML 细胞中作用于环磷酸腺苷敏感元件结合网络(Cyclic AMP-Responsive Element Binding Network)。最近,Pulikkan 等[283]报道了在 AML 细胞中,E2F1 和 miR-223 之间形成了一个自调控的负反馈环。E2F1 是一个调控蛋白参与抑制中性粒细胞生成、诱导髓细胞的细胞周期进程。在前列腺癌中,E2F1 受 miR-330 直接调控,在成神经瘤细胞和宫颈癌 HeLa 细胞中,受 miR-149* 调控[173],而在胃癌细胞中受 miRNA-331-3p 调控。此外,$1,25D_3$ 诱导 HL60 人髓性白血病细胞向单核细胞分化,这个过程由 Akt 通过 Raf/MEK/ERK MAPK 信号通路介导[286]。据知,这是首次证实了在粒细胞生成和单核细胞分化过程中 miR-100 通过抑制 RBSP3 发挥调控作用,在髓细胞谱系的分化中揭示了一个新的转录后调控机制。此外,另一个激酶 mTOR 也在本研究中验证为 miR-100 的靶基因,这些结果共同提示了 miR-100 可能参与一个复杂的调控网络。miR-100 可能成为今后 AML 临床诊断和治疗的新靶标。

5.1.11 总结

本书针对急性白血病中新的 miRNA 筛选与鉴定以及特异性 miRNA 的调控机制进行深入研究,获得两方面研究结果。总结如下:

一方面,本书利用 SBS 大规模测序的方法,在 ALL 患者中筛选和鉴定了 159 个新的 miRNA,其中,20 个显著性差异表达,如 miR-1842 和 miR-1852,提示了这些新 miRNA 可能与 ALL 病理学相关。此外,鉴定了 116 个新 miRNA*,一些 miRNA*,如 miR-1859* 在 ALL 组中显著性失调表达,提示 miRNA* 可能也参与 ALL 的发生过程。对 171 个差异表达的 miRNA,其靶基因的生物学功能进行 GO 分析聚类,揭示了预测靶基因可能参与了神经系统的发育过程,这些共同提示了这些失常表达的 miRNA 与 ALL 随后 CNS 复发具有相关性。

另一方面,本书阐明了一条新的由 miR-100 介导的调控途径,即 miR-100 通过抑制 RBSP3 蛋白表达水平,引起下游靶标分子 RB 磷酸化水平升高而使其激活,释放细胞周期调节因子 E2F1。E2F1 激活了细胞周期 S 期相关的蛋白表达,促使细胞周期 G1/S 期发生转换,进入 S 期。细胞周期 S 期的升高导致前髓性细胞增殖与其向中性粒细胞和单核细胞分化发生受阻,使细胞最终发展为类似 AML 的肿瘤。

本书的研究工作首次揭示了一批新的与 ALL 发生,特别是与 ALL 复发 CNSL 相关的 miRNA;首次揭示了 miR-100 在 AML 细胞分化和增殖中的调控通路。然而,急性白血病的发生和发展是一个极其复杂的过程,涉及细胞增殖、细胞分化、细胞周期等多个网络的调控。已做的工作只是很少的一部分,我们将在这些工作的基础上,继续对急性白血病中各种 miRNA 的作用和调控进行研究,逐步扩大和推动我们对白血病的认识。

目前,针对白血病相关 miRNA 的功能研究已成为国际上的热点,然而,仍有大量 miRNA 的功能尚未阐明。在前期筛选和鉴定了一批急性淋巴细胞白血病相关的,以及中枢神经系统复发相关的 miRNA 基础上,需采用大量实验手段对其表达量进一步验证,以减少误导信息,方便后续研究;以及特定 miRNA 的功能分析也是有待阐明的课题。此外,对 miR-100 在急性髓细胞性白血病中的功能研究中,我们将在动物模型水平中证实 miR-100 是否也发挥癌基因的作用调控前髓性细胞的分化和增殖,并研究其作为药靶用于临床治疗的可能性。还有,除了 RBSP3 外,我们将继续挖掘 miR-100 调控其他靶基因的作用以及相互之间形成的网络关联。

5.2 miR-181b 在急性髓性白血病多药耐药中的作用机制[461]

在前期研究中应用芯片技术筛选 AML 敏感及耐药细胞株之间表达差异的 miRNA,共有 24 种 miRNA 分子表达差异在 2 倍以上,选择差异倍数较高的 7 种分子在 AML 细胞株中进行验证。进一步验证芯片结果显示 miR-181b 在 AML 耐药细胞株 K562/A02、HL60/DOX 中表达水平明显低于 AML 敏感细胞株 K562、HL60,与芯片结果一致。初步表明 miR-181b 有可能参与 AML 多药耐药过程,提示可能具有潜在的抑癌基因作用。MiR-181 家族是近年来研究的热点,miR-181 家族的重要成员 miR-181a 和 miR-181b 能通过 IE 向调节 K-RAS、p27KIPL、MCL1 及 BCL2 等多种关键信号通路靶基因,在肝癌、胃癌、胆囊癌、宫颈癌、神经胶质瘤、口腔癌和白血病等多种肿瘤的发生及疾病发展中发挥重要调控作用[462-464]。本项目拟在前期基础上进一步研究 miR-181b 在 AML 多药耐药中的调控作用,寻找下游靶基因,阐明 miR-181b 调控 AML 多药耐药性的分子机制。

5.2.1 miR-181b 表达水平检测

5.2.1.1 miR-181b 在 AML 敏感及耐药株中的表达水平

采用 Taqman 探针 Real-time PCR 的方法进一步验证了芯片数据的可靠性,由于 miR-181 家族包括 miR-181a、miR-181b、miR-181c、miR-181d 四个成员,所以同时检测了 miR-181 家族在两对 AML 敏感与耐药株之间的表达水平。结果显示:miR-181a 和 miR-181b 在 AML 耐药细胞株 K562/A02 中表达水平明显低于 AML 敏感株 k562;miR-181a 和 miR-181b 在 AML 耐药细胞株 HL60/ADM 中表达水平明显低于 AML 敏感株 HL60;miR-181c 和 miR-181d 的表达在两对 AML 敏感株与耐药株之间均无明显差异(见图 5.21(a)、图 5.21(b))。miR-181a 与 miR-181b 相比较,miR-181b 在两对细胞株之间的差异倍数较大,所以选择 miR-181b 作为研究对象进行接下来的实验研究。

5.2.1.2 miR-181b 在 AML 患者及对照骨髓标本中的表达水平

收集 AML 病患共 80 例,健康对照 20 例。AML 患者标本包括初诊组(31

例)、完全缓解组(37例)和难治/复发组(12例)。方法提取患者骨髓单个核细胞,Taqman探针Real-time PCR检测miR-181b表达水平,结果显示如下:

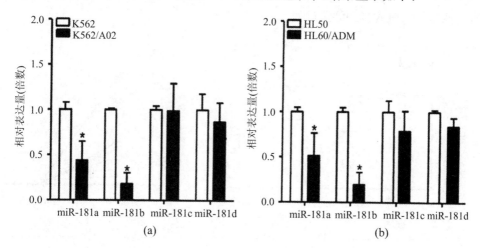

图 5.21　miR-181b 在 AML 细胞株中的表达水平

(1) 与健康对照相比较,miR-181b表达水平在AML初诊组和难治/复发患者组中表达明显下降,差异具有显著统计学意义($p<0.01$);与初诊组和难治/复发组相比较,miR-181b表达水平在CR组患者中明显升高($p<0.05$);与初诊组相比较,miR-181b表达水平在难治/复发组AML患者中明显降低($p<0.05$);而miR-181b表达水平在健康对照组与CR组中相比较无明显差异(见图5.22(a))。

(2) 在AML骨髓标本中选择来自同一患者的6对AML初诊及复发骨髓标本,10对AML初诊及第一疗程完全缓解后骨髓标本。检测miR-181b在治疗过程中表达变化。结果显示:6对来自同一患者AML初诊及复发骨髓标本中,其中5名AML患者复发后miR-181b表达水平均明显低于AML初诊时的水平,有1名患者复发后miR-181b表达水平与初诊时相比较无明显差异(见图5.22(b));在10对AML初诊及第一次化疗疗程完全缓解后的骨髓标本中,与初诊时miR-181b表达水平相比较,有9名AML患者第一次化疗完全缓解后miR-181b表达水平明显升高,1名AML患者达到缓解后miR-181b表达水平较初诊时降低(见图5.22(b)、(c))。

(3) 随访追踪31例AML初诊患者2年,回顾性分析AML患者初诊时骨髓单个核细胞中的miR-181b表达水平与AML患者临床预后及复发的相关性。31例AML初诊患者中有24例患者最终复发或死亡,7例AML患者处于完全缓解状态。比较两组初诊时miR-181b表达水平发现,最终复发的24例AML患者初诊时miR-181b表达水平明显低于7例治疗后长期处于完全缓解状态的AML患者(见图 5.22(d))。说明 AML 初诊患者低表达 miR-181b 提示预后不良。结合 miR-181b 在 AML 细胞株及临床骨髓标本中的检测结果,均提示我们 miR-181b 有可能参与白血病多药耐药过程。

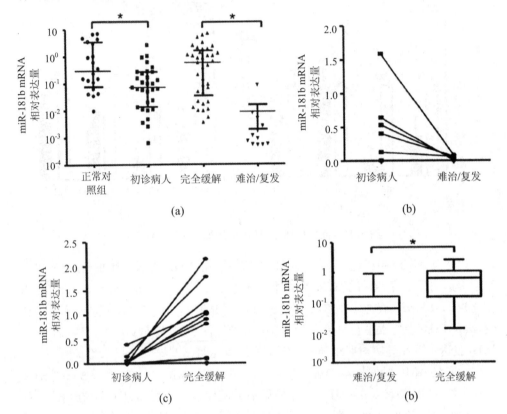

图 5.22 Real-time RT-PCR 检测 miR-181b 在 AML 患者及对照骨髓标本中表达
(a) 在难治/复发组 AML 患者,健康对照组与 CR 组中 miR-181b 表达水平。(b) 10 名患者复发后 miR-181b 表达水平与初诊时相比较。(c) 1 名 AML 患者达到缓解后 miR-181b 表达水平。(d) 最终复发的 24 例 AML 患者初诊时 miR-181b 表达水平明显低于 7 例治疗后长期处于完全缓解状态的 AML 患者。

5.2.2 过表达 miR-181b 可逆转 AML 耐药细胞株 K562/A02、HL60/ADM 耐药

5.2.2.1 miR-181b mimic(inhibitor)转染效率检测

为了进一步研究 miR-181b 在多药耐药过程中的作用,我们应用 Lipofectamine™ 2000 将 miR-181b mimic 和阴性对照 miR-NC、miR-181b inhibitor 和阴性对照 miR-inNC 分别转染白血病耐药细胞株 K562/A02、HL60/ADM。转染 48 h 后收集各组细胞,应用 Real-time RT-PCR 方法检测 miR-181b 的表达变化,以 U6 为内参。结果显示,与转染阴性对照 miR-NC 组 AML 耐药细胞株相比较,转染了 miR-181b mimic 的细胞株 miR-181b mRNA 的表达水平明显升高,差异具有显著统计学意义($p<0.01$);转染 miR-181b inhibitor 的细胞株 miR-181b mRNA 的表达水平明显低于转染阴性对照 miR-inNC 组 AML 耐药细胞株,差异具有显著统计学意义($p<0.01$)(见图 5.23)。这些结果说明,我们利用 miR-181b mimic 或 miR-181b inhibitor 对 miR-181b 过表达或抑制均是成功的。

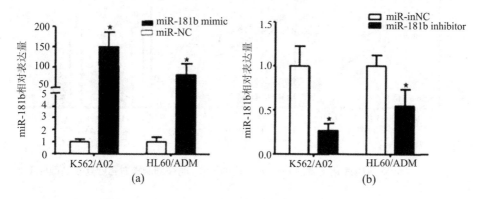

图 5.23 Real time RT-PCR 检测转染后 miR-181b 表达

5.2.2.2 上调 miR-181b 表达可增强 AML 耐药细胞株 K562/A02、HL60/ADM 对化疗药物的敏感性

为了研究 miR-181b 表达上调后对 AML 细胞化疗药物敏感性的影响,我们应用 Lipofectamine™ 2000 将 miR-181b mimic 和阴性对照 miR-NC 分别转染白血病耐药细胞株 K562/A02、HL60/ADM。转染后 24 h,将两种临床常用化疗药物 DOX、Ara-C 以一定浓度梯度分别作用于上述各细胞组。作用 48 h 后,CCK-8 方法检测转染后细胞对化疗药物的敏感性。结果显示,与转染 miR-NC 组相比较,化

疗药物 DOX、Ara-C 对转染 miR-181b mimic 组 K562/A02、HL60/ADM 细胞的抑制率明显升高，并呈剂量效应关系（$p<0.05$）；比较各组 IC_{50} 值显示：转染 miR-181b mimic 组 K562/A02、HL60/ADM 细胞对三种化疗药物的 IC_{50} 值明显低于转染 miR-NC 组细胞（见图 5.24）。这一结果表明，上调 miR-181b 表达可增强 AML 耐药细胞株 K562/A02、HL60/ADM 对化疗药物的敏感性。

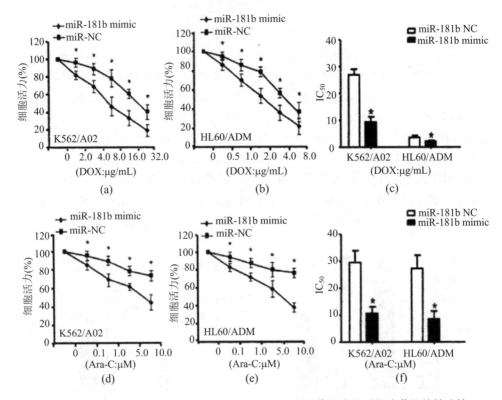

图 5.24　miR-181b 表达上调后 CCK-8 法检测 AML 耐药细胞株对化疗药物的敏感性

5.2.2.3　上调 miR-181b 可增加化疗药物诱导的 AML 耐药细胞株 K562/A02、HL60/ADM 凋亡

为了研究 miR-181b 表达上调后对化疗药物诱导的 AML 耐药细胞凋亡的影响，应用 Lipofectamine™ 2000 将 miR-181b mimic 和阴性对照 miR-NC 分别转染白血病耐药细胞株 K562/A02、HL60/ADM。转染 24 h 后，将化疗药物 DOX、Ara-C 分别作用于上述各组细胞，共作用 48 h 后，Annexin V/PI 双染色法流式细胞术检测细胞凋亡率。结果显示，K562/A02-miR-181b mimic 及 HL60/ADM-miR-181b mimic 组细胞凋亡率均明显高于 K562/A02-miR-NC 及 HL60/ADM-miR-NC 对照组（$p<0.01$）（见图 5.25）。以上结果表明，miR-181b 表达上调能明显增加 AML 耐药细胞株对化疗药物的敏感性和化疗药物诱导的 AML 耐药细胞株凋亡。

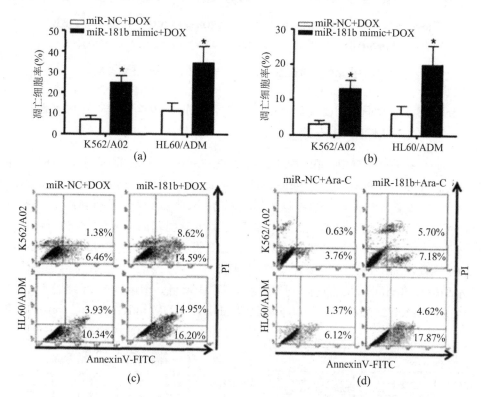

图 5.25　miR-181b 表达上调后流式细胞术检测细胞凋亡
(a)、(b)是三次凋亡实验数据的统计结果。(c)、(d)是一定典型细胞凋亡实验的流式分析图。

5.2.3　miR-181b 相关下游 IE 基因预测及验证

5.2.3.1　生物学软件预测结果

总结得出过表达 miR-181b 可以增加 AML 耐药细胞株对化疗药物的敏感性，并且进一步诱导化疗药物引起的 AML 耐药细胞株凋亡实验结果后，进一步探究 miR-181b 的靶基因及其分子机制。应用生物信息学软件 TargetScan Human 6.2 (www.targetscan.org)和 PicTar(http://pictar.mdc-berlin.de/)预测 miR-181b 可能调控的下游靶基因，根据评分结果及参阅相关文献，选择可能参与白血病发病及耐药过程的靶基因 HMGB1、MCL1。具体预测靶点见图 5.26。

```
HMGB1 3'UTR(900-906) 5'UUAAAGAAGACCUGA- -GAAUGUAU
Hsa-miR-181b           3'UGGGUGGCUGUCGUUACUUACAA

Mcl-1 3'UTR(2075-2081) 5'GAAUAAGAUGACUAAGAAUGUAA
Hsa-miR-181b           3'UGGGUGGCUGUCGUUACUUACAA
```

图 5.26　生物信息学预测 miR-181b 与 HMGB1、MCL1 结合靶点

5.2.3.2　miR-181b 在转录水平调控 AML 耐药细胞株中 HMGB1、MCL1 基因表达

为了验证 HMGB1 和 MCL1 是否为 miR-181b 的靶基因，我们应用 Lipofectamine™ 2000 分别将 miR-181b mimic、miR-NC 和 miR-181b inhibitor、miR-inNC 转染白血病耐药细胞株。转染后 48 h，收集细胞，分别利用 Real-time RT-PCR 和 Western blot 方法检测转染后相关下游靶基因在 mRNA 和蛋白水平的表达变化，以 β-actin 为内参。结果如图 5.27 所示，K562/A02-miR-181b mimic、HL60/ADM-miR-181b mimic 转染组细胞中 HMGB1、MCL1 在基因和蛋白的表达水平较转染 miR-NC 阴性对照组细胞明显降低，差异有显著统计学意义（$p<0.01$）；K562/A02-miR-181b inhibitor、HL60/ADM-miR-181b inhibitor 转染

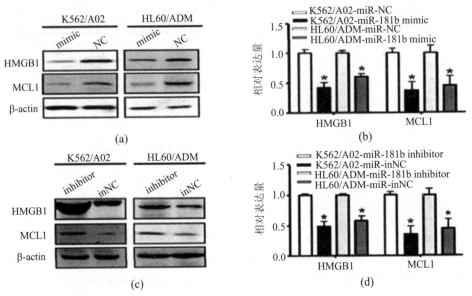

图 5.27　Real-time RT-PCR 和 Western blot 检测 miR-181b 表达变化后对靶基因 HMGB1、MCL1 表达的影响

组细胞中 HMGB1、MCL1 在 mRNA 和蛋白水平的表达较转染 miR-NC 阴性对照组细胞明显升高,差异具有显著统计学意义($p<0.01$)。综合以上结果表明,miR-181b 过表达能有效下调 AML 耐药细胞株中 HMGB1、MCL1 在 mRNA 和蛋白水平的表达,同时抑制 miR-181b 表达能有效上调 AML 耐药细胞株中 HMGB1、MCL1 在 mRNA 和蛋白水平的表达。这一结果提示我们,miR-181b 在转录水平负性调控 AML 耐药细胞株中 HMGB1、MCL1 基因表达。

5.2.3.3 Luciferase 证实 miR-181b 直接作用与靶基因 3'-UTR 区

为了进一步证实 HMGBK MCL1 为 miR-181b 的靶基因,我们成功构建了 HMGBK MCL1 基因 3'-UTR 野生型及突变型 luciferase 报告质粒,分别命名为 HMGB1-WT、HMGBI-MUT 和 MCL1-WT、MCL1-MUT。细胞转染分组如下:

(1) miR-181b mimic+HMGB1-WT。
(2) miR-181b mimic+HMGB1-MUT。
(3) miR-NC+HMGB1-WT。
(4) miR-NC+HMGB1-MUT。
(5) miR-181b mimic+HMGB1-WT。
(6) miR-181b mimic+HMGB1-MUT。
(7) miR-NC+HMGB1-WT。
(8) miR-NC+HMGB1-MUT。

所有组合均与 pRL-TK 质粒(内参质粒表达海肾荧光)共转染 HEK293 细胞。48 h 后利用双荧光素酶活性检测试剂盒检测萤火虫荧光素酶(Firefly luciferase)和海肾荧光素酶活性(Renilla),并计算 Renilla/Firefly 比值。结果表明,miR-181b 表达上调后,HMGB1 或是 MCL1 野生型 luciferase 报告质粒转染组相对荧光素酶活性明显下降,而突变型载体无明显改变(见图 5.28)。综合以上结果表明 miR-181b 直接结合于 HMGB1、MCL1 基因的 3'UTR 区域的预测靶位点。

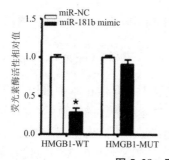
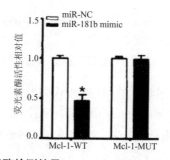

图 5.28 双荧光素酶检测结果

5.2.4 HMGB1 在白血病多药耐药中的功能研究

MCL1 基因在白血病耐药过程中起关键作用,抑制 MCL1 表达能明显增加阿霉素诱导的白血病耐药细胞 K562/A02、HL60/ADM 凋亡,增强白血病细胞对阿霉素的敏感性,结合本研究成果,MCL1 基因表达下调是 miR-181b 增加 AML 耐药细胞药物敏感性的通路之一。而本书重点研究预测的下游靶基因 HMGB1 在白血病多药耐药中的生物学作用及调控机制。

5.2.4.1 HMGB1 在 AML 细胞株中表达检测

为了进一步研究 HMGB1 在白血病多药耐药中的功能,首先在 mRNA 和蛋白水平分别检测 HMGB1 在两对白血病亲本与耐药细胞株中基础表达水平。结果显示:与 AML 敏感细胞株 K562 相比较,HMGB1 在 AML 耐药细胞株 K562/A02 中表达明显升高;与 AML 敏感细胞 HL60 相比较,HMGB1 在 AML 耐药细胞株 HL60/ADM 中表达水平明显上调($p<0.01$)(见图 5.29)。

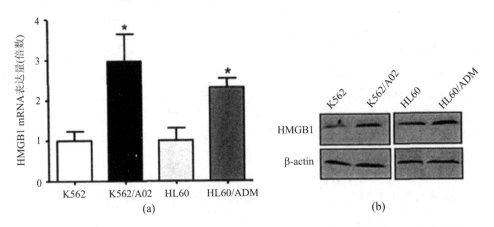

图 5.29 Real-time RT-PCR 和 Western blot 检测 HMGB1 在 AML 细胞株中表达水平

5.2.4.2 HMGB1 在 AML 患者及健康对照骨髓标本中表达水平检测

在上述收集的 80 例 AML 患者及 20 例正常对照骨髓标本中采用 SYBR Real-time PCR 和 Western blot 方法检测 HMGB1 表达水平。结果显示,与健康对照相比较,HMGB1 表达水平在 AML 初诊组和难治/复发组患者中表达明显升高,差异具有显著统计学意义,与初诊组相比较,HMGB1 表达水平在 AML 难治/复发组患者中明显升高($p<0.01$);与 CR 组相比较,HMGB1 表达水平在 AML 初诊组和难

治/复发组患者中明显升高（$p<0.01$）；而 HMGB1 表达水平在健康对照组与完全缓解组中并无明显差异（见图 5.30(a)）。

此外，HMGB1 在 AML 难治/复发组患者中蛋白表达水平较初诊组明显升高，差异具有显著统计学意义（$p<0.05$）（见图 5.30(b)）。

我们还发现，在上述 AML 骨髓标本中筛选来自同一患者的 6 对 AML 初诊及复发骨髓标本，10 对 AML 初诊及第一疗程全缓解后骨髓标本中检测 HMGB1 在治疗过程中表达变化。结果显示，在 6 对来自同一患者 AML 初诊及复发骨髓标本中，HMGB1 表达在 AML 患者复发后表达水平均明显高于 AML 初诊患者（$p<0.05$）；在 10 对 AML 初诊及第一次化疗疗程完全缓解后骨髓标本中，与初诊时 HMGB1 表达水平相比较，有 8 名 AML 患者第一次化疗完全缓解后 HMGB1 表达水平明显降低，1 名 AML 患者无明显变化，1 名 AML 患者完全缓解后 HMGB1 表达水平明显升高（见图 5.30(c)、图 5.30(d)）。结合 HMGB1 在 AML 细胞株及临床骨髓标本中的检测结果，均提示 HMGB1 可能在 AML 耐药过程发挥原癌基因作用。

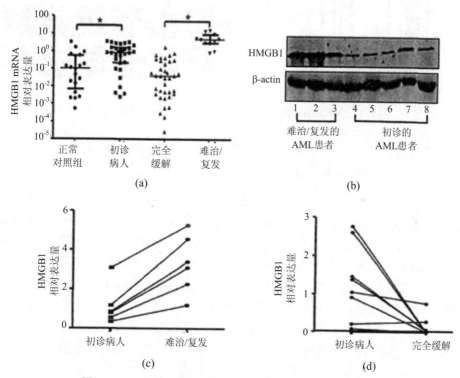

图 5.30　Real-time RT-PCR 和 Western blot 检测 HMGB1 在 AML 患者及对照骨髓标本中表达

5.2.4.3 HMGB1 转染 siRNA 片段后干扰效率检测

根据 HMGB1 基因序列设计 siRNA 片段，应用 Lipofectamine™ 2000 分别将 siRNA 片段或无义序列（siRNA NC）分别转染 K562/A02、HL60/ADM 细胞。转染后 48 h 收集细胞，利用 Real-time RT-PCR 和 Western blot 方法检测所用小干扰 RNA 片段对目的基因的干扰效率。结果显示，我们所设计合成的 siRNA 转染组中 HMGB1 基因相对表达量均显著低于转染无义序列组细胞（$p<0.05$），K562/A02、HL60/ADM 细胞的干扰效率分别为 80%、65%（见图 5.31）。这一结果说明，我们所设计合成的 siRNA 片段对 HMGB1 的基因沉默效率较高。

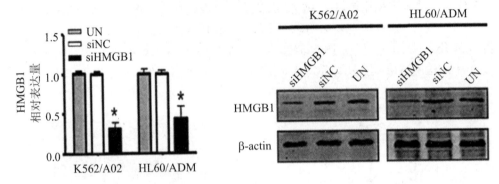

图 5.31 siHMGB1 可有效下调 AML 耐药株中 HMGB1 表达

5.2.4.4 抑制 HMGB1 表达明显增加了 AML 耐药细胞株对化疗药物的敏感性

为了研究 HMGB1 表达下调后对 AML 细胞化疗药物敏感性的影响，将化疗药物 DOX、Ara-C 稀释成一定浓度梯度，分别作用于转染 HMGB1 siRNA 片段组或转染无义序列对照组 AML 耐药细胞，作用 48 h 后，采用 CCK8 方法检测白血病耐药细胞抑制率。结果表明，下调 HMGB1 表达后，化疗药物 DOX、Ara-C 对 K562/A02、HL60/ADM 细胞的抑制率明显升高，并呈剂量效应关系（$p<0.05$）；分别计算各组 IC_{50} 值，结果表明抑制 HMGB1 表达后，K562/A02、HL60/ADM 细胞对 DOX、Ara-C 的 IC_{50} 值均明显低于对照组细胞（$p<0.05$）（见图 5.32）。这一结果说明，抑制 HMGB1 表达明显增加了 AML 耐药细胞株对化疗药物的敏感性。

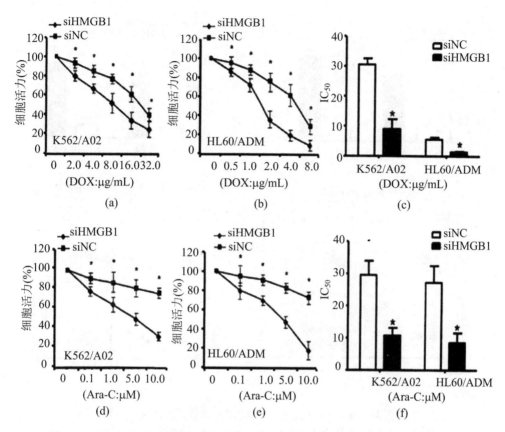

图 5.32　HMGB1 表达下调后明显增加了 AML 耐药细胞株对化疗药物的敏感性

5.2.4.5　抑制 HMGB1 表达明显增加了化疗药物诱导的 AML 耐药细胞株凋亡率

为了进一步研究 HMGB1 基因在化疗药物诱导的细胞凋亡中的作用,将 siHMGB1、siNC 转染 AML 耐药细胞 24 h,随后用 2 种化疗药物 DOX、Ara-C 进行处理,共孵育 48 h 后,Annexin V/PI 双染色流式细胞术检测细胞凋亡率。结果显示,与转染对照组细胞相比较,K562/A02-siHMGB1、HL60/ADM-siHMGB1 组细胞凋亡率显著升高($p<0.01$)(见图 5.33)。这一结果说明,抑制 HMGB1 表达明显增加了化疗药物诱导的 AML 耐药细胞株凋亡率。

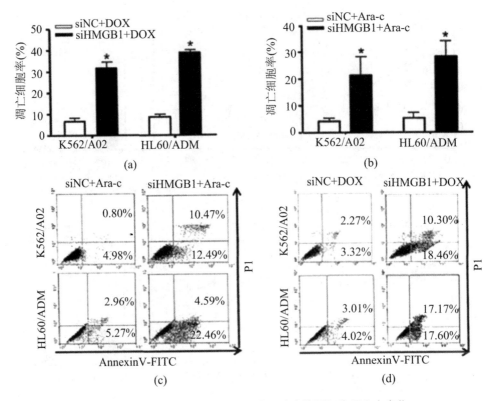

图 5.33　HMGB1 表达下调后流式细胞术检测细胞凋亡率变化

(a)、(b)是三次凋亡实验数据的统计结果。(c)、(d)是一定典型细胞凋亡实验的流式分析图。

5.2.5　HMGB1 对 MCL1 表达的影响

有文献报道 HMGB1 可以在转录水平调控 MCL1 表达,为了进一步明确 HMGB1 与 MCL1 在 AML 耐药中的作用。首先利用 siRNA 在 AML 耐药株中下调 HMGB1 表达,进而利用 Real-time RT-PCR 和 Western blot 方法在基因和蛋白水平检测 MCL1 表达。研究显示在 K562/A02 细胞中有效抑制 HMGB1 表达水平后可明显降低内源性 MCL1 表达($p<0.05$)(见图 5.34)。这一结果证实,在 AML 耐药过程中,HMGB1 也可调控 MCL1 的表达。

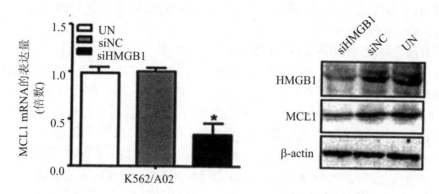

图 5.34 Real-time RT-PCR 和 Western blot 检测 HMGB1 表达下调后 MCL1 表达水平变化

5.2.6 小结

(1) MiR-181b 可影响 AML 细胞中抗肿瘤药物的细胞毒活性,且 miR-181b 表达水平在预测 AML 初诊患者对化疗药物的反应方面有重要的临床应用价值。

(2) 首次报道了 miR-181b 可直接与 HMGB1 基因 3'UTR 区相结合,HMGB1 为 miR-181b 基因。MiR-181b 通过下调下游 IS 基因 HMGB1 表达调控 AML 耐药过程,这也提示我们 HMGB1 可能成为提高白血病诊疗水平的有效靶标。

(3) 原癌基因 MCL1 基因表达下调是过表达 miR-181b 增强 AML 耐药株化疗敏感性和化疗药物诱导凋亡率的重要下游信号通路之一。

(4) 过表达 miR-181b 增强 AML 耐药株化疗敏感性和化疗药物诱导的凋亡比率,一方面通过下调 HMGB1 和 MCL1 表达来实现,另一方面 HMGB1 表达下调后可进一步降低 MCL1 的表达水平。

5.3 miR-29b/AF1q/CD44 作用轴调控急性髓性白血病多药耐药性的机制研究

白血病多药耐药(Multidrug Resistance,MDR)的产生是导致化疗失败的关键因素,也是造成白血病患者难治、复发的重要原因[465,466]。白血病多药耐药是指白血病细胞对一种化疗药物产生耐药后,继而对不同化学结构和不同作用机理的多种药物产生交叉耐药的现象,包括原发性耐药与继发性耐药。多药耐药的形成是多因素、多种机制共同作用的结果,涉及复杂的细胞分子信号网络传导调控过程。

目前已经发现多个 miRNAs 参与调控白血病多药耐药过程,例如 Zenz T 等研究发现 CLL 患者中 miR-34a 低表达与 DNA 损伤修复、TP53 突变及氟达拉滨耐药密切相关[467]。Feng D. D. 等报道 miR-27a 和 miR-331-5p 在阿霉素耐药细胞 K562/DOX 中表达水平明显低于其亲本细胞株 K562,且其表达水平与 P 糖蛋白(P-glycoprotein,P-gP)呈负相关,复发白血病患者 miR-331-5p 和 miR-27a 表达较初诊组显著降低,单独或联合转染 miR-331-5p 和 miR-27a 模拟物可增加 K562/DOX 细胞的药物敏感性,表明 miR-331-5p 和 miR-27a 低表达在白血病多药耐药与复发/难治中有重要意义[468]。Zhnmerman 等比较伊马替尼耐药与敏感 CML 细胞株中 miRNA 表达谱差异,发现 miR-181 家族(miR-181a~miR-181d)表达差异最明显,miR-181b 过表达可以通过作用于 MCL1 基因的 3'UTR 区,进而下调 MCM 基因表达而发挥逆转耐药作用[469]。由此可见,miRNA 通过靶向多药耐药相关基因、调控信号通路及细胞周期等多种途径在白血病耐药中发挥重要作用。

5.3.1 耐药细胞株鉴定

为了鉴定耐药细胞株,将化疗药物阿霉素(DOX)、阿糖胞苷(Ara-C)、去甲氧柔红霉素(IDA)稀释成一系列浓度梯度,并作用于 AML 敏感细胞株(K562、HL60)及 AML 多药耐药细胞株(K562/A02、HL60/ADM),采用 CCK-8 方法进一步检测了 DOX、Ara-C 和 IDA 对 AML 敏感及耐药株的抑制率,计算 IC_{50} 值。结果显示,AML 耐药细胞株 K562/A02、HL60/ADM 对三种化疗药物的 IC_{50} 值均明显高于 AML 敏感株。相对于 AML 敏感株 K562 细胞,K562/A02 对 DOX、Ara-C 和 IDA 的耐药倍数分别为 46.46、5.91、6.26。相对于 AML 敏感株 HL60 细胞,HL60/ADM 对 DOX、Ara-C 和 IDA 的耐药倍数分别为 16.09、3.92、11.10(见表 5.2)。这些数据表明,K562/A02 和 HL60/ADM 为人 AML 多药耐药细胞株,是研究 AML 多药耐药的良好细胞模型。

表 5.2 AML 细胞的半数抑制浓度和耐药指数

化疗药物	细胞株	IC_{50} 值	耐药倍数
阿霉素	K562	0.65±0.67	46.46
	K562/A02	30.20±7.34	
	HL60	0.22±0.41	16.09
	HL60/ADM	3.54±4.71	

续表

化疗药物	细胞株	IC$_{50}$值	耐药倍数
阿糖胞苷	K562	6.08±1.27	5.91
	K562/A02	35.89±2.72	
	HL60	7.18±4.27	3.92
	HL60/ADM	28.21±5.43	
去甲氧柔红霉素	K562	0.03±0.01	6.26
	K562/A02	0.17±0.04	
	HL60	0.01±0.01	11.10
	HL60/ADM	0.14±0.02	

5.3.2 miRNA芯片筛选结果

利用 TLDA(TaqMan Low Density Arrays)miRNA芯片(涵盖866个与人类相关的miRNA探针序列)研究AML耐药及敏感细胞的miRNA表达谱,筛选K562与K562/A02,HL60与HL60/ADM之间差异表达的miRNA,每个样品重复3次。结果显示有24种miRNA分子在AML耐药及敏感株间表达存在明显差异。其中有14种miRNA分子在AML耐药株中表达上调,10种miRNA分子在AML耐药株中表达下调。各种miRNA的变化倍数具体见表5.3。

表5.3 miRNA芯片结果

miRNA减少		miRNA增加	
hsa-miR-29b	0.024	hsa-miR-379	22.01
hsa-miR-181b	0.036	hsa-miR-107	19.726
hsa-miR-27a	0.07	hsa-miR-486	18.708
hsa-miR-30a-5p	0.25	hsa-miR-27a	9.623
hsa-miR-32	0.13	hsa-miR-545	14.918
hsa-miR-324-5p	0.08	hsa-miR-424	13.584
hsa-miR-126	0.279	hsa-miR-20b	12.074
hsa-let-7a	0.15	hsa-miR-142-3p	8.617
hsa-let-23a	0.38	hsa-miR-330-3p	23.487
		hsa-miR-451	5.296
		hsa-miR-301	12.006

miRNA 减少	miRNA 增加	续表
	hsa-miR-18a	10.613
	hsa-miR-25	9.914
	hsa-miR-106b	8.825

根据芯片结果及参考相关文献,一共挑选了 7 个有可能与 AML 发病及耐药相关的 miRNA 进行验证,分别为 miR-29b、miR-181b、miR-486、miR-27a、miR-424、miR-23a、miR-451。结果显示与 AML 敏感株 K562、HL60 相比较,miR-29b、miR-181b、miR-23a 在 AML 耐药细胞株 K562/A02、HL60/ADM 中表达水平明显下降($p<0.01$);miR-27a 在 K562/A02 中表达水平低于 K562,在 HL60/ADM 中表达水平高于 HL60;miR-424 在 AML 耐药细胞株 K562/A02、HL60/ADM 中表达水平明显高于 AML 敏感株 K562、HL60;miR-451 在 K562/A02 中表达水平高于 K562,在 HL60 与 HL60/ADM 中表达水平无明显差异;miR-486 在 AML 耐药株及敏感株中表达无明显差异(见图 5.35)。最终选择表达与芯片结果一致,差异倍数较高的 miR-29b、miR-181b 进行研究,重点阐述 miR-29b 在 AML 耐药中的作用及机制。

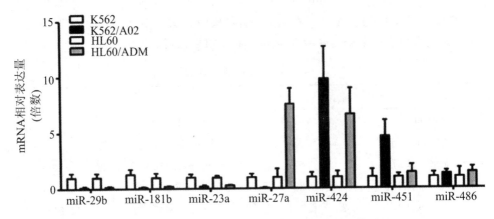

图 5.35 miRNA 在 AML 细胞株中的表达水平检测

5.3.3 miR-29b 分子在 AML 患者及对照组骨髓标本中的表达

为了检测 miR-29b 分子在 AML 患者中的表达水平,收集 120 例 AML 患者和

40 例健康对照者的骨髓标本,AML 患者标本分为初诊组(56 例)、完全缓解组(44 例)和难治/复发组(20 例)。TaqMan 探针 Real-time RT-PCR 方法检测 AML 患者及健康对照组 miR-29b 表达水平,Real-time RT-PCR 结果显示:与健康对照组相比较,miR-29b 在 AML 初诊组和难治/复发组患者中表达明显下调,差异具有显著统计学意义($p<0.05$);初诊 AML 患者 miR-29b 表达水平明显高于难治/复发组患者($p<0.05$);初诊组和难治/复发组 AML 患者 miR-29b 表达水平明显低于完全缓解组 AML 患者($p<0.05$);而健康对照组与完全缓解组相比较,miR-29b 表达水平无明显差异(见图 5.36)。

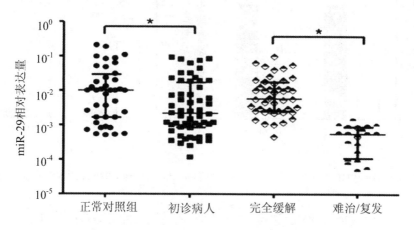

图 5.36　miR-29b 在 AML 患者及对照组中的表达水平检测

5.3.4　miR-29b 在 AML 耐药中的作用

5.3.4.1　miR-29b mimic(inhibitor)转染效率验证

在 miR-29b 过表达实验中,我们利用 Lipofectamine™ 2000 将 5'-cyR 标记的 miR-29b mimic 及 miRNA mimic 通用阴性对照(miR-NC)转染 AML 耐药株,进而上调 miR-29b 在 AML 耐药株中的表达;转染 48 h 后,收集各组细胞,TRIzol 法提取细胞总 RNA,应用 Real-time RT-PCR 方法检测转染后细胞 miR-29b 的表达变化。结果显示,与转染阴性对照 mimic 的细胞株相比较,转染了 miR-29b mimic 的 AML 耐药细胞株中 miR-29b mRNA 的表达水平明显升高,差异具有显著统计学意义($p<0.01$)(见图 5.37(a))。这一结果表明,miR-29b 在 AML 耐药株中过表达成功。

在 miR-29b 的抑制实验中,我们将 miR-29b inhibitor 及 miRNA inhibior 通用

阴性对照 miR-inNC 转染 AML 敏感株,下调 miR-29b 表达。Real-time RT-PCR 结果显示,转染了 miR-29b inhibitor 的 AML 敏感细胞株与转染阴性对照 miR-inNC 的细胞株相比较,miR-29b mRNA 的表达水平明显降低,差异具有显著统计学意义($p<0.01$)(见图 5.37(b))。这一结果表明,miR-29b inhibitor 可显著抑制 AML 细胞株中 miR-29b 的表达。

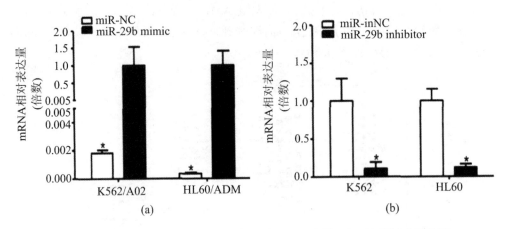

图 5.37 AML 细胞转染 miR-29b mimic(inhibitor)后 miR-29b 表达水平检测

5.3.4.2 miR-29b 表达改变对 AML 细胞株药物敏感性影响

选择临床常用三种化疗药物(DOX,Ara-C,IDA)稀释成一定浓度梯度,分别作用于转染后各组细胞,设阴性对照,应用 CCK8 方法检测 AML 耐药细胞株 miR-29b 上调后,其对化疗药物的药物敏感性,并计算不同处理组细胞的 IC_{50} 值。如图 5.39 所示,K562/A02、HL60/ADM 细胞转染 miR-29b mimic 后,细胞抑制率显著上升,并呈剂量效应关系,转染 miR-29b mimic 的白血病细胞组 IC_{50} 值显著低于转染 miR-NC 对照组($p<0.01$)(见图 5.38)。这一结果表明,miR-29b 表达上调能明显增加 AML 耐药细胞株对化疗药物的敏感性。

接下来,检测 miR-29b 下调对 AML 敏感细胞株的药物敏感性。结果显示,转染 miR-29b inhibitor 后,K562、HL60 细胞抑制率均显著下降,并呈剂量效应关系;并且,转染 miR-29b inhibitor 的白血病细胞组 IC_{50} 值显著高于转染 miR-inNC 对照组($p<0.01$)(见图 5.38)。以上结果表明,miR-29b 表达下调能明显降低 AML 敏感细胞株对化疗药物的敏感性。

5.3.4.3 miR-29b 表达改变对 AML 细胞株凋亡率影响

在 AML 耐药细胞株中上调 miR-29b,进而检测化疗药物诱导凋亡的情况,选择 DOX(2 μg/mL)、Ara-C(5 μM)、IDA(0.02 μg/mL)分别作用于转染后各组细胞,共同孵育作用 48 h 后,收集不同处理组细胞,采用 AnnexinV/PI 双染流式细胞术检测 AML 细胞的凋亡率。流式结果显示,与转染对照组 miR-NC 相比较,三种化疗药物诱导转染 miR-29b mimic 的 K562/A02、HL60/ADM 细胞凋亡比率均显著上升,差异具有显著统计学意义($p<0.05$)(见图 5.39)。

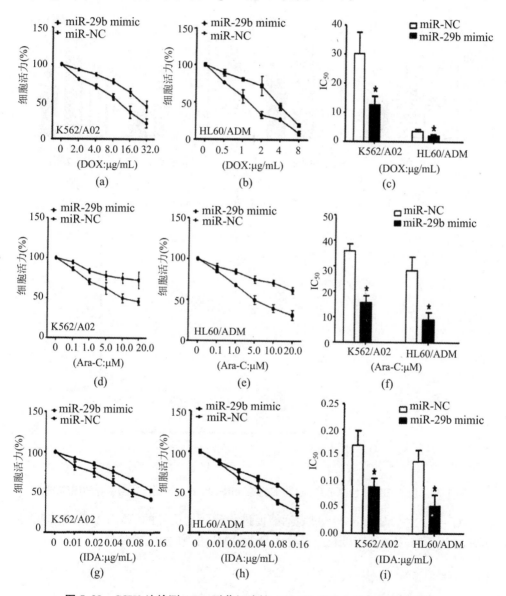

图 5.38　CCK8 法检测 AML 耐药细胞株 miR-29b 表达上调后药物敏感性

接着,在 AML 敏感细胞株中下调 miR-29b,进一步观察化疗药物诱导细胞凋亡的情况。结果显示,与转染 miR-inNC 对照组相比,三种化疗药物诱导转染 miR-29b inhibitor 的 K562、HL60 细胞的细胞凋亡比率均显著下降($p<0.05$)(见图 5.40)。

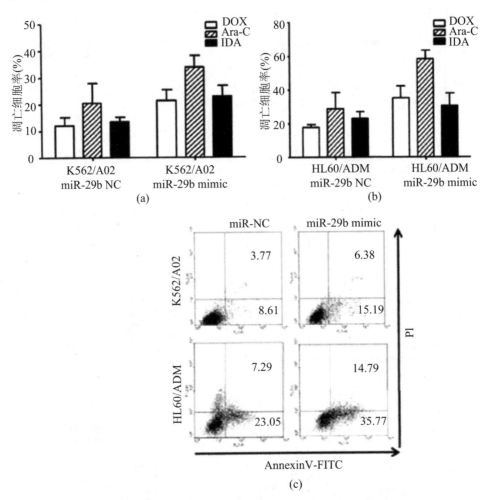

图 5.39 流式细胞术检测 AML 耐药细胞株 miR-29b 表达上调后药物诱导的细胞凋亡

综合以上结果,miR-29b 过表达能促进化疗药物诱导的 AML 耐药细胞凋亡;抑制 miR-29b 表达能降低化疗药物诱导的 AML 细胞凋亡。

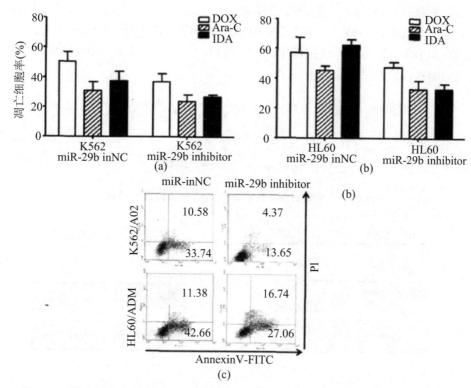

图 5.40　流式细胞术检测 AML 敏感细胞株 miR-29b 表达下调后药物诱导的细胞凋亡

5.3.5　确定 miR-29b 的靶基因,进一步探讨其参与 AML 耐药的机制

5.3.5.1　生物学软件预测结果

生物信息学软件 TargetScan Human 6.2(www.targetscan.org)和 PicTar(http://pictar.mdc-berlin.de/)预测 miR-29b 可能调控的下游靶基因。如图 5.41 所示,miR-29b 种子区与 AF1q 基因 3'UTR 区 100% 匹配,这也提示我们 AF1q 可能是 miR-29b 的靶基因。

5.3.5.2　miR-29b 对 AML 细胞中 AF1q 基因表达调控

在 K562/A02 和 HL60/ADM 细胞中,转染 miR-29b mimic 组 AF1q 蛋白的表达水平较转染 miR-29b NC 组细胞均明显降低;而转染 miR-29b inhibitor 组 K562/A02、HL60/ADM 细胞中 AF1q 蛋白的表达水平分别较转染 miR-29b inNC

组细胞明显升高,差异具有显著统计学意义($p<0.01$)。这些结果表明,miR-29b 过表达能有效下调 AML 耐药细胞株中 AF1q 蛋白的表达,同时下调 miR-29b 表达能有效上调 AML 耐药细胞株中 AF1q 蛋白的表达,证实 miR-29b 能负调控白血病细胞株内源性 AF1q 表达(见图 5.42)。

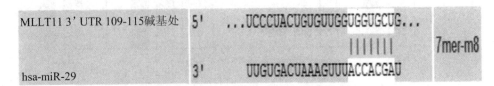

图 5.41 生物信息学预测 miR-29b 与 AF1q 结合靶点

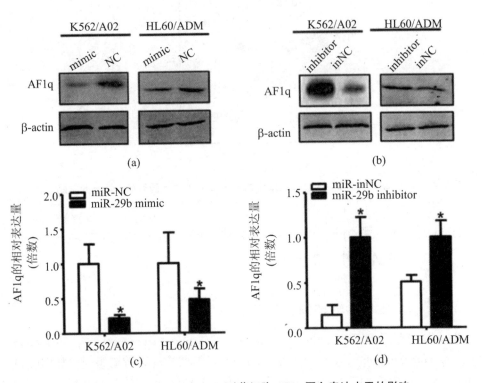

图 5.42 miR-29b 对 AML 耐药细胞 AF1q 蛋白表达水平的影响

5.3.5.3 miR-29b 直接作用于 AF1q 基因 3'UTR 区

为了证明软件预测的正确性和之前的假设,分别构建 AF1q 基因 3'UTR 区野生型报告质粒以及 miR-29b 与 AF1q 3'UTR 区结合位点突变的报告质粒,分别命名为 AF1q-WT 和 AF1q-MUT。如图 5.43 所示,双荧光素酶活性检测结果表明,

miR-29b 表达上调后,AF1q 野生型 luciferase 报告质粒转染组荧光素酶活性明显下降,差异具有明显统计学意义($p<0.05$),突变型载体转染组则无明显改变。以上结果证实 miR-29b 直接作用于 AF1q 基因 3'UTR 区。

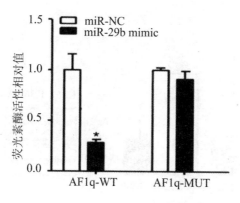

图 5.43　双荧光素酶活性检测

5.3.6　AF1q 在白血病多药耐药中的功能研究

5.3.6.1　AF1q 在白血病多药耐药细胞和病人中的表达水平

检测了 AF1q 基因在 AML 细胞株及病患中的表达情况。实验结果显示 AF1q 在 AML 耐药细胞株 K562/A02 中表达水平明显高于 AML 敏感株 K562;AF1q 在 AML 耐药细胞株 HL60/ADM 中表达水平明显高于 AML 敏感株 HL60($p<0.01$)(见图 5.44(a)、图 5.44(b))。分别利用 Real-time RT-PCR 和 Western blot 方法在上述 120 例 AML 患者和 40 例健康对照者的骨髓标本中 AF1q 的 mRNA 和蛋白水平表达水平进行检测。结果显示:与健康对照组相比较,AF1q 在 AML 初诊组和难治/复发组患者中表达明显上调,差异具有显著统计学意义($p<0.01$);初诊组和难治/复发组 AML 患者 AF1q 表达水平明显高于完全缓解组患者($p<0.05$);难治/复发组 AML 患者 AF1q 表达水平明显高于初诊组患者($p<0.05$);而健康对照组与完全缓解组相比较 AF1q 表达水平无明显差异(见图 5.44(c)、图 5.44(d))。

5.3.6.2　成功构建 AF1q 基因上调(下调)病毒表达载体

为了明确 AF1q 在 AML 耐药过程的作用,接下来采用过表达和沉默 AF1q 的方式进一步研究其功能。利用编码重组病毒质粒 pLOC-EGFP-AF1q、pLOC-EGFP-AF1q shRNA 及两种辅助包装原件载体质粒 sPAX2、CMV-VSV-G 成功包装 AF1q 上调及下调病毒,分别将 AF1q 上调病毒感染 AML 敏感细胞株,AF1q 下调病毒感染 AML 耐药细胞株,药物稳定筛选 1 个月获得 GFP 表达 100% 的阳性克隆。

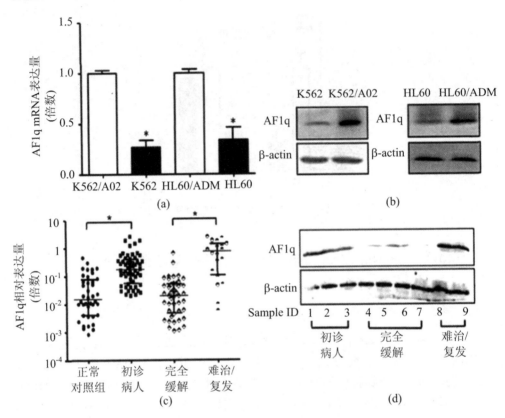

图 5.44 AF1q 在 AML 细胞株及骨髓标本中的表达水平

稳筛耐药细胞株中 AF1q 基因相对表达量显著低于感染无义序列组细胞($p<0.05$);而 AML 稳筛敏感细胞株 K562-AF1q、HL60-AF1q 中 AF1q 基因相对表达量则在 mRNA 和蛋白水平上明显高于对照组细胞(见图 5.45(a)～(d))。此项结果说明,我们成功构建了过表达和沉默 AF1q 的病毒载体。

5.3.6.3 抑制 AF1q 表达可明显增加 K562/A02、HL60/ADM 对化疗药物的敏感性

CCK8 方法检测化疗药物对 AML 细胞的抑制率,并比较不同处理组细胞的 IC_{50} 值。实验结果显示:抑制 AF1q 表达可明显增加 K562/A02、HL60/DOX 对三种化疗药物的敏感性,并呈剂量效应关系,AML 耐药细胞组 K562/A02-siAF1q、

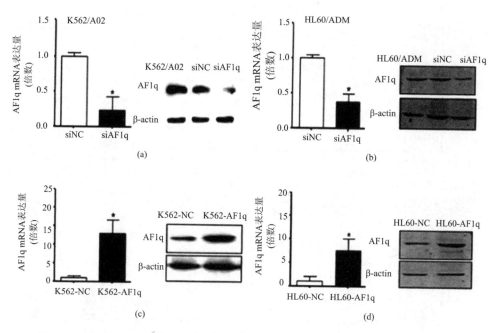

图 5.45　Real-time RT-PCR 和 Western blot 检测病毒感染后对 AML 细胞 AF1q 分子 mRNA 和蛋白表达的影响

HL60/ADM-siAF1q IC_{50} 值显著低于感染无义序列对照组细胞($p<0.01$)(见图 5.46)。体外上调 AF1q 表达可明显降低 K562、HL60 对三种化疗药物的敏感性,并呈剂量效应关系。K562-AF1q、HL60-AF1q 组 AML 细胞组 IC_{50} 值显著高于感染无义序列对照组细胞($p<0.01$)(见图 5.47)。以上结果表明 AF1q 在 AML 耐药过程中发挥重要作用,有可能成为逆转 AML 耐药的新靶点。

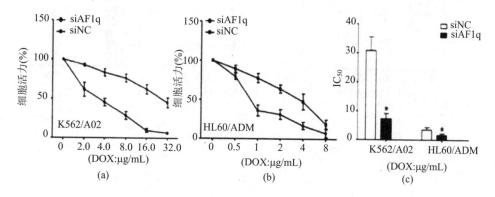

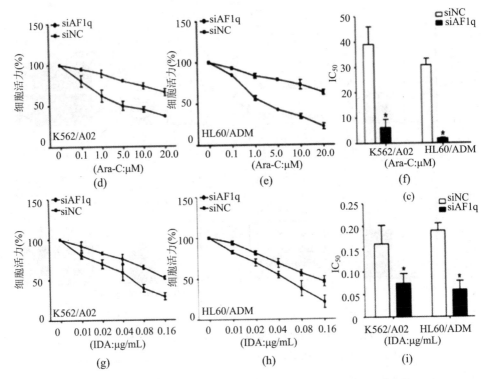

图 5.46　AF1q 表达下调后，AML 耐药细胞株对化疗药物敏感性检测

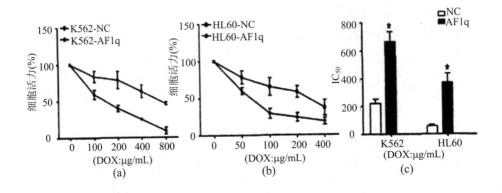

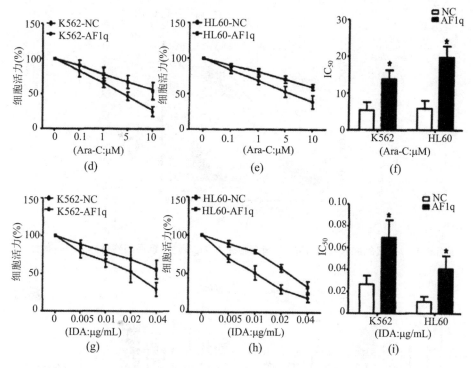

图 5.47　CCK8 法检测 AML 敏感细胞株，AF1q 表达上调后药物敏感性变化

5.3.6.4　抑制 AF1q 表达可明显增加化疗药物诱导的 AML 细胞凋亡

AF1q 基因表达下调后，三种化疗药物诱导的 AML 耐药细胞 K562/A02-siAF1q、HL60/ADM-siAF1q 早期凋亡率和晚期凋亡率均较感染无义序列组明显升高（$p<0.05$）（见图 5.48）。与对照组相比较，AF1q 基因表达上调后则抑制了三种化疗药物诱导的 AML 细胞 K562-AF1q、HL60-AF1q 凋亡（$p<0.05$）（见图 5.49）。

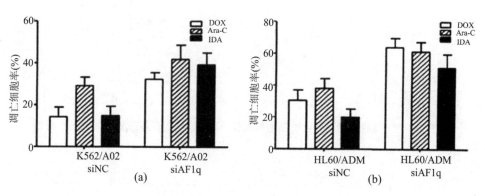

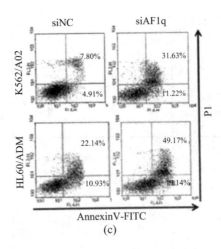

图 5.48 流式细胞术检测 AML 耐药细胞株 AF1q 表达下调后药物诱导的细胞凋亡

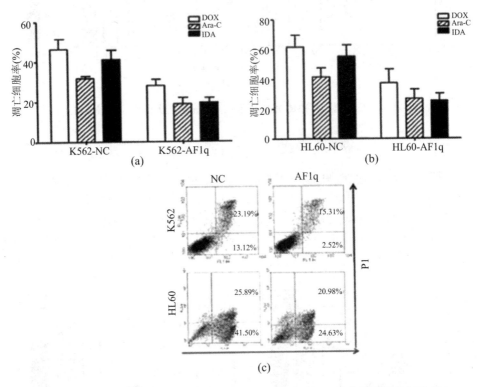

图 5.49 流式细胞术检测 AML 敏感细胞株 AF1q 表达上调后药物诱导的细胞凋亡

5.3.7 miR-29b/AF1q/CD44 作用轴调控作用研究

5.3.7.1 AML 患者骨髓标本 miR-29b,AF1q 和 CD44 分子表达相关性分析

Spearman 秩相关分析结果显示,miR-29b 与 AF1q 的 mRNA 表达水平呈负相关关系($r=-0.428; p=0.002$);MiR-29b 与 CD44 的 mRNA 表达水平呈负相关关系($r=-0.663; p=0.008$);AF1q 与 CD44 的 mRNA 表达水平呈显著正相关关系($r=0.384; p=0.012$)。

5.3.7.2 AF1q 对 CD44 表达的影响

利用病毒感染在 AML 耐药株中分别上调和下调 AF1q 表达,并在基因和蛋白水平检测 CD44 的表达水平。结果显示:K562/A02 细胞中 AF1q 表达下调可明显降低内源性 CD44 表达($p<0.05$);K562/A02 细胞中 AF1q 表达上调可明显升高内源性 CD44 在 mRNA 和蛋白中表达水平($p<0.05$)(见图 5.50)。

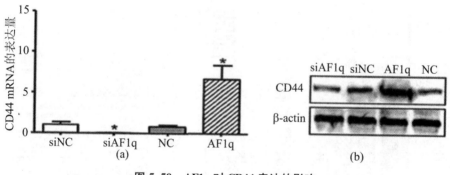

图 5.50 AF1q 对 CD44 表达的影响

5.3.7.3 miR-29b 对 CD44 表达的影响

利用 miR-29b mimic 或 miR-29b inhibitor 分别上调或下调 AML 耐药细胞中 miR-29b 表达水平,进而检测 CD44 表达水平改变。结果如图 5.51 所示,在 K562/A02 细胞中上调 miR-29b 表达,CD44 在 mRNA 和蛋白表达水平明显下降($p<0.05$);在 K562 细胞中下调 miR-29b 表达,CD44 在 mRNA 和蛋白表达水平明显升高($p<0.05$)。

选择一定浓度 DOX 作用于 AML 细胞,设不加药对照组,分别于 0 h、12 h、24 h、48 h 收集细胞。利用 Real-time RT-PCR 和 Western bolt 方法检测 AF1q 和

CD44 表达,结果如图 5.51 所示,与不加药对照组相比较,加药组 AML 细胞中 AF1q 和 CD44 表达水平显著降低;并且随着时间延长,AF1q 和 CD44 表达均逐渐下调,呈正相关关系。这说明 AF1q 和 CD44 分子均与 AML 获得性耐药过程密切相关,并且 AF1q 与 CD44 表达呈正相关关系(见图 5.52)。

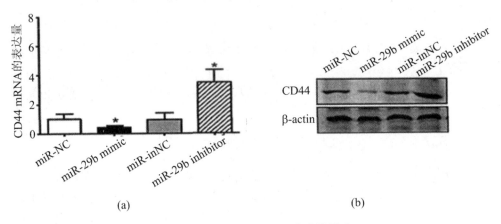

图 5.51 miR-29b 对 CD44 表达的影响

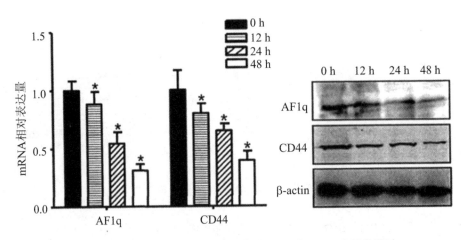

图 5.52 化疗药物处理 AML 细胞对 AF1q 和 CD44 表达的影响

为了进一步明确 miR-29b、AF1q 和 CD44 三者之间形成的 miR-29b/AF1q/CD44 作用轴在 AML 耐药过程中发挥调控作用,我们将 K562/A02 细胞做如下分组处理:(1) miR-29b mimic 转染组;(2) miR-NC 转染组;(3) pLOC-AF1q 转染组;(4) pLOC-NC 转染组;(5) miR-29b mimic+pLOC-AF1q 同时转染组;(6) miR-29b mimic+pLOC-NC 同时转染组;(7) miR-NC+pLOC-NC 同时转染组。三种化疗药物处理各组细胞 48 h 后,CCK8 方法检测化疗药物对细胞的抑制率,并计算

IC_{50} 值;收集各组细胞,分别在基因和蛋白水平检测 CD44 表达变化。结果表明:AF1q 过表达能减弱 miR-29b 的逆转耐药作用(见图 5.53(a)、图 5.53(b));AF1q 表达上调能减弱 miR-29b 对 CD44 的负向调控作用(见图 5.53(c))。以上结果证实 AF1q 基因上游受 miR-29b 直接调控,AF1q 下游调控 CD44 表达,形成 miR-29b/AF1q/CD44 作用轴,进而参与白血病多药耐药过程及疾病进展。

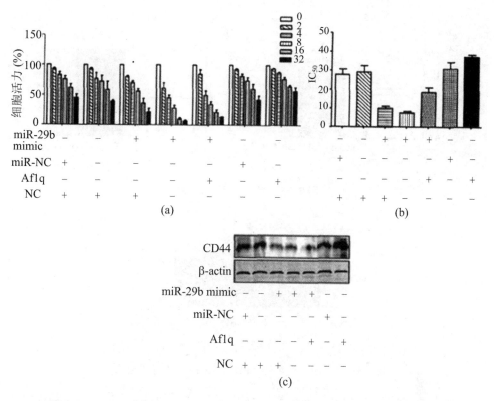

图 5.53 AF1q 过表达对 miR-29b 逆转耐药作用以及对 CD44 的负向调控作用

CD44 启动子区荧光素酶报告载体 pGL4-CD44 promoter 及空载体对照 EV(由美国 William Tse 教授馈赠)转染到 AF1q 稳定上调的 AML 细胞及 HEK293 细胞,48 h 后收集细胞。双荧光素酶活性检测结果显示:与对照组相比较,AF1q 表达上调后相对荧光素酶活性显著升高,差异具有显著统计学意义($p<0.01$)(见图 5.54)。该结果证实有效上调 AF1q 表达后可增强 CD44 的转录活性。

在乳腺癌细胞中,AF1q 可以与 Wnt/p-catenin 信号通路 TCF7L2 蛋白相结合,进而发挥其作用。因此推测在 AML 耐药过程中,AF1q 可能通过 Wnt/p-catenin 信号通路调控 CD44 的表达。

为了验证这个假说,首先检测 AF1q 蛋白与 TCF7L2 蛋白是否存在相互作用,分别构建携带有 6myc 标签 AF1q 基因全长表达载体,同时构建带有 FLAG 标签的 TCF7L2 表达载体,应用 Lipofectamine™ 2000 共转染 HEK293 细胞,48 h 后收集细胞,并进行裂解,再用 anti-6myc 进行免疫沉淀,最后用 anti-FLAG（M2）进行 Western blot 检测。结果显示,AF1q 蛋白与 TCF7L2 蛋白存在相互结合作用（见图 5.55）。

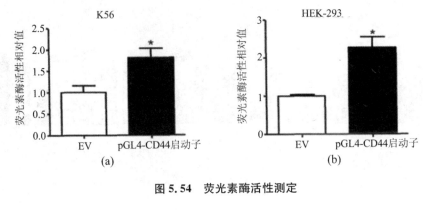

图 5.54 荧光素酶活性测定

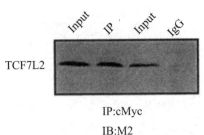

图 5.55 Co-IP 实验检测 AF1q 与 TCF7L2 分子结合作用

接下来,通过染色质共沉淀实验（CHIP）证实 TCF7L2 与 CD44 分子启动子区域存在结合作用。利用 TCF7L2 分子进行沉淀,小鼠 IgG 和 H_2O 作为阴性对照。结果表明,TCF7L2 抗体免疫沉淀后,再进行 PCR 可以扩增出 CD44 的启动子区域;而小鼠 IgG 和 H_2O 却不能通过 PCR 扩增得到相应片段。该结果表明,TCF7L2 分子与 CD44 启动子区域结合,上调 CD44 基因的表达（见图 5.56）。

5.3.8 小结

在 AML 耐药过程中,AF1q 可能通过 Wnt/β-catenin 信号通路 TCF7L2 转录因子调控 CD44 的表达。为了验证这个假说,首先利用 Co-IP 实验检测 AF1q 蛋白与 TCF7L2 蛋白是否存在相互作用。结果显示,AF1q 蛋白与 TCF7L2 蛋白存在相互结合作用。进一步通过软件预测发现 CD44 启动子区域存在 TCF7L2 分子结合位点,利用 CHIP 实验证实 TCF7L2 分子可作用于 CD44 分子启动子区域预测靶位点。

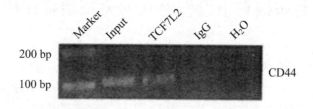

图 5.56　CHIP 实验检测 TCF7L2 与 CD44 分子启动子区域结合作用

综合以上所有结果,提出原癌基因 AF1q 上游受 miR-29b 直接调控,下游调控 CD44 表达,形成 miR-29b/AF1q/CD44 作用轴,参与白血病多药耐药过程及疾病进展。AF1q 调控 CD44 的结构基础为通过与 Wnt/p-catenin 信号通路 TCF7L2 转录因子结合,在转录水平激活 CD44 表达(见图 5.57)。

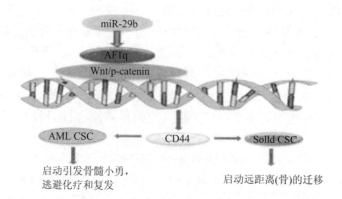

图 5.57　AF1q 通过与 Wnt/p-catenin 信号通路 TCF7L2 转录因子
结合,在转录水平激活 CD44 表达

综上所述,本书证实 miR-29b、AF1q 和 CD44 分子是 AML 耐药过程中发挥重要调控作用的关键分子,更有创新意义的是首次提出 miR-29b、AF1q 和 CD44 分子组成 miR-29b/AF1q/CD44 作用轴对 AML 多药耐药过程发挥调控作用,并阐明了 AF1q 调控 CD44 的分子机制为通过与 Wnt/p-catenin 信号通路 TCF7L2 转录因子结合,作用于 CD44 启动子区域在转录水平激活 CD44 表达。此系统性、原创性研究提出了 AML 耐药的新机制,为难治/复发 AML 的早期预警和检测提供了新的生物标记物,同时对于提高难治/复发 AML 诊疗水平具有重要的临床意义。

5.4 肿瘤抑制因子 miR-34a 靶向 PD-L1 在急性髓性白血病细胞中发挥潜在的免疫治疗作用[287]

获得性免疫主要依靠抗原提呈细胞(Antigen Presenting Cells,APC)将加工的多肽提成为抗原[288,289],并由 T 细胞受体识别 APC 表面的 MHC 类分子与抗原复合物,产生第一信号[290]。但是,T 淋巴细胞的选择性激活需要由共同刺激因子产生的第二信号,一般情况下,这些共同刺激因子受相应的抑制分子调节。

Ⅰ型跨膜蛋白 PD-L1(又称 B7-H1 和 CD274)是最近证实为 T 淋巴细胞因子的分子之一[291]。PD-L1 是表达在 APCs 上的一种蛋白,负责传递抑制信号给其在 T 细胞上的程序性死亡受体(PD-1)。PD-1 和 PD-L1 形成复合物导致效应 T 淋巴细胞发生抑制并诱导其凋亡。近些年报道,各种肿瘤中发现 PD-L1 的异常表达,并与高危预后因子相关[292]。此外,在实体瘤中,使用普通炎症性细胞因子,诸如 IFN-γ、TNF-α 以及常用的化学预防制剂后,PD-L1 都表现高表达。在乳腺癌细胞中,肿瘤细胞能通过提高其表面表达了抑制性 PD-L1 逃逸获得性免疫发挥的作用,主要方式是引发了化学疗法药剂介导的 PD-L1 特异的 T 细胞凋亡[293]。因此,在化学治疗和免疫耐受之间存在着潜在的关联。尽管大量的数据证实了 PD-1/PD-L1 通路参与许多获得性免疫反应的负调控,但是 PD-L1 转录调控活性仍未见阐明。

MicroRNAs(miRNAs 或 miRs)是一组小非编码 RNA 分子,转录后调控基因表达。MicroRNAs 结合靶基因 mRNA3' 非翻译区(3'UTR),引起 mRNA 切割以及/或是翻译抑制,由此在许多生物学功能中发挥了重要的调控作用[294]。越来越多的研究揭示了 miRNAs 在肿瘤发生过程中发挥了致癌或是肿瘤抑制的角色[295-297]。

尽管许多关于 microRNAs 的研究主要集中在它作为致癌因子或肿瘤抑制基因的作用上,但近年来的研究发现它同样在宿主免疫反应的调控中发挥重要角色。已有证实几个 miRNAs 翻译水平上调控 TLR 信号通路。在众多实体瘤中 MiR-29 家族表达低调,而且,这种低调与免疫调控蛋白 B7-H3 的高表达负相关。进一步发现,miR-29 和 B7-H3 直接相互作用,miR-29 结合在 B7-H3 的 3'UTR,其作用位点是保守的。还有文献报道,在磷酸酶和张力蛋白同源/磷脂酰肌醇-3-激酶 (Phosphatase and Tensin Homolog/Phosphatidylinositol-3-Kinase,PTEN/PI3K) 通路中,miR-513,miR-570 都在 PD-L1 细胞表面表达水平发挥重要转录调控作用[298]，然而，是否还存在其他的 miRNAs 参与调控 PD-L1 表达，仍有待于阐明。

MiR-34a 是一种在实体瘤中广泛研究的 miRNA。已知在慢性淋巴细胞性白血病[299]、结肠癌、肺癌，还有其他几种类型癌症[300,301]中低表达[299]。这里，我们发现 miR-34a 在 AML 中低调，而且这种低调与 PD-L1 高表达呈负相关。转染 miR-34a 导致 PD-L1 和表达降低，同时，抑制 miR-34a 导致 PD-L1 蛋白高表达。MiR-34a 调控 PD-L1 3'UTR 导致转录抑制。MiR-34a 或者 PD-L1 抑制物过表达降低 IFN-γ 诱导 PD-L1 相关的凋亡。同时，在 PD-L1 和 AKT 激活之间存在正反馈。在 AML 中，鉴定 miR-34a 介导 PD-L1 表达，miR-34a 在化学治疗药物上可能发挥了重要作用，通过诱导免疫抑制，在 AML 中起到免疫为基础的治疗作用。

5.4.1 急性淋巴细胞性白血病中 PD-L1 过表达

通过荧光定量 PCR 方法检测急性淋巴细胞性白血病病人中 PD-L1 表达量。如图 5.58(a)所示，44 份样品中 PD-L1 的表达量范围从 9.0×10^{-1} 到 3.9×10^{1}，以 β-actin 为内参，然而，在 5 份正常人对照样品中，表达量却很低。MiR-34a 表达量范围为 0.6×10^{-1} 到 2.4×10^{0}，以 U6 为内参（见图 5.58(b)）。荧光定量 PCR 还检测了 PD-L1 阳性的 HL60 细胞系中 miR-34a 的表达量。结果是，与 PD-L1 表达相比，miR-34a 表达量相当低。重要的是，具有 PD-L1 高表达的病人中显示出 miR-34a 低表达，其水平甚至低于 PD-L1 低表达的病人中 miR-34a 水平（$p<0.01, r=-2.5$）（见图 5.58(c)）。

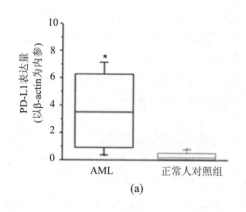

(a)

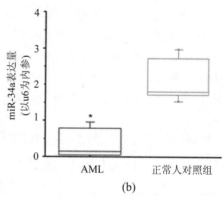

(b)

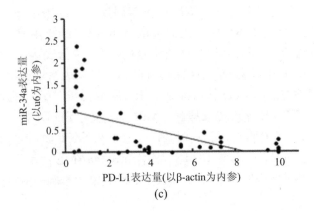

图 5.58 PD-L1 和 miR-34a 在急性髓细胞系白血病中的表达量
(a) 荧光定量 PCR 方法检测 44 位急性髓系白血病病人和 5 位正常志愿者中 PD-L1 的表达量,以 β-actin 为内参。(b) 荧光定量 PCR 方法检测 44 位急性髓系白血病病人和 5 位正常志愿者中 miR-34a 的表达量,以 U6 为内参。(c) miR-34a 和 PD-L1 相关性分析,结果显示 miR-34a 和 PD-L1 表达呈负相关性($p<0.01, r=-2.5$)。

5.4.2 miR-34a 高表达降低 PD-L1 表面表达水平

采用两种白血病细胞系 HL60 和 Kasumi-1,这两种细胞系已被证实具有 PD-L1 高水平表达。将 miR-34a 模拟物转染到这两种细胞系中,蛋白质印迹分析发现 miR-34a 降低了 PD-L1 蛋白表达,比例分别为 30% 和 42%(见图 5.59(a)、图 5.59(c)),PD-L1 低表达同时表现在其 mRNA 水平降低(见图 5.59(b)、图 5.59(d)),提示 miR-34a 转染减低特异的 mRNA 转录。此外,我们又分析了 miR-34a 对这两种细胞表面 PD-L1 表达水平的影响。转录后 36 h,收集细胞,流式细胞仪检测,正如图 5.59(e)所示,miR-34a 转染后,细胞表面 PD-L1 表达也降低。

5.4.3 HL60 细胞中 miR-34a 抑制物转染诱导 PD-L1 蛋白表达

为了进一步证实在白血病细胞中 miR-34a 减低 PD-L1 表达,我们在 HL60 细胞中敲除 PD-L1 表达,获得稳定表达株(见图 5.60(a)),命名为 $HL60^{PD-L1(-)}$,转染 miR-34a 抑制物和阴性对照,48 h 后,蛋白质印迹检测 PD-L1 表达。与之前的结果相一致的是,与 miR-34a 抑制物转染的细胞相比,在阴性对照的细胞中 PD-L1 蛋白表达处于较低水平(见图 5.60(b))。重要的是,在 $HL60^{PD-L1(-)}$ 细胞中,miR-34a 抑制物对 PD-L1 蛋白表达的诱导存在剂量依赖性。相对而言，转染 miRNA 抑制物阴性对照的细胞中呈现低 PD-L1 蛋白表达水平。

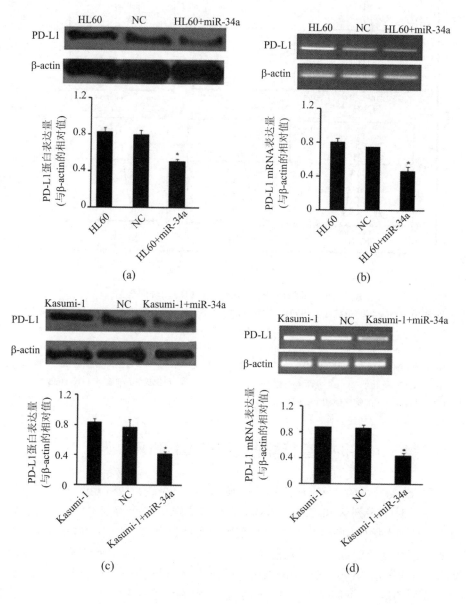

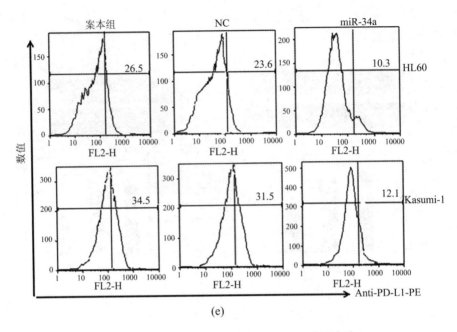

图 5.59 miR-34a 的上调降低了 PD-L1 表面表达

(a)和(b) miR-34a 转染减低了 PD-L1 在 HL60 细胞中 mRNA 和蛋白表达水平。miR-34a 或阴性对照转染入 HL60 细胞,48 h 后,RT-PCR 和蛋白质印迹分析 PD-L1 水平。(c)和(d) Kasumi-1 细胞中,miR-34a 转染引起 PD-L1 mRNA 和蛋白水平降低。miR-34a 或阴性对照转染入 Kasumi-1 细胞,48 h 后,RT-PCR 和蛋白质印迹分析 PD-L1 水平。(e) HL60 和 Kasumi-1 细胞中,miR-34a 降低了 PD-L1 表面表达水平。miR-34a 或阴性对照转染入 HL60 和 Kasumi-1 细胞,36 h 后,流式细胞仪检测 PD-L1 水平。

5.4.4 miR-34a 直接靶向于 PD-L1 3'UTR

利用 TargetScan4.2 (http://www.targetscan.org/)[36]和 PubMed BLAST,在 miR-34a 种子序列区和 PD-L1 3'UTR 区内鉴定了一个互补位点。为了证实 miR-34a 是否直接作用于 PD-L1 表达,采用荧光报告实验。3'UTR 中 500 bp 含有靶位点的序列克隆到萤火虫荧光报告基因的 3'UTR,和 miR-34a 共转染到 HL60。如图 5.61(a)所示,共转染野生型 PD-L1 3'UTR 和 miRNA 阴性对照(NC)仅微弱减低荧光素酶活性,可能是由于 HL60 细胞内存在低水平的内源性 miR-34a。然而,共转染野生型 PD-L1 3'UTR(PD-L1-WT)和 miR-34a 却是显著性地减低荧光素酶活性,约为 40%,如图 5.61(b)所示。这种抑制现象却在 PD-L1 3'UTR 结合位点随机突变(PD-L1-mt)中逆转。以上结果提示 miR-34a 直接靶向 PD-L1 3'UTR,从而介导 PD-L1 转录沉默。

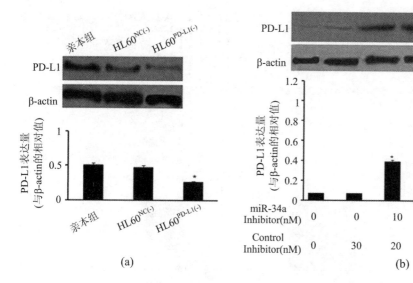

图 5.60 miR-34a 抑制物转染诱导 PD-L1 蛋白表达

(a) 蛋白质印迹结果显示 HL60 细胞转染 shNC 或 shPD-L1 以及相应的空白对照中 PD-L1 蛋白表达水平。β-Actin 作为内参。(b) miR-34a 抑制物转染后引起 PD-L1 蛋白表达水平。蛋白质印迹结果显示 HL60$^{PD-L1(-)}$ 细胞中转染 miR-34a 抑制物或 miRNA 抑制物对照,48 h 后 PD-L1 的蛋白表达水平。

5.4.5 miR-34a 诱导 PD-L1 在细胞表面的表达从而降低 IFN-γ 和化学治疗剂

干扰素-γ(IFN-γ)是在肿瘤微环境中炎症细胞的产生和分泌,已知能够在不同类型的实体瘤细胞中刺激 PD-L1 表达。是否这种效应也发生在 HL60 细胞中? 图 5.62(a)证实了实体瘤中 IFN-γ 的刺激效应同样也存在于 HL60 细胞中,同时,IFN-γ 诱导 PD-L1 表达存在剂量依赖关系。

As_2O_3 是在急性髓系细胞性白血病(APL)中的常用治疗药物。我们还检测了 As_2O_3 对 PD-L1 的效应。图 5.62(b)结果显示,As_2O_3 同样诱导 HL60 细胞中 PD-L1 表达,呈剂量依赖关系。由于 PD-L1 是一种免疫抑制分子,我们推测 As_2O_3 和 IFN-γ 也可能通过诱导 HL60 细胞表面分子 PD-L1 的过表达引起肿瘤免疫耐受。

接着,miR-34a 转染入 HL60 细胞,24 h 后 IFN-γ 添加之前,检测 miR-34a 对 IFN-γ 的作用是否诱导 PD-L1 表面表达。结果显示 miR-34a 转染后能够抑制 IFN-γ 诱导 HL60 细胞中 PD-L1 表面表达水平(见图 5.62(c))。

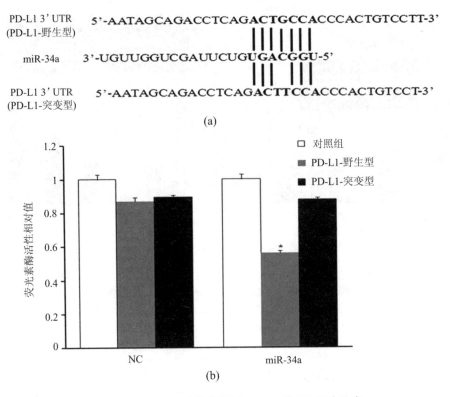

图 5.61 miR-34a 直接作用于 PD-L1 3'UTR 结合位点

(a) miR-34a 和 PD-L1 3'UTR 之间靶向位点的分析。(b) HL60 细胞瞬时共转染萤火虫荧光素酶和 miRNA 或萤火虫荧光素酶和非特异性正常对照后,荧光素酶活性分析结果。PD-L1 3'UTR 和 miR-34 相互作用位点中 500 bp 序列插入到 pMIR-REPORT 质粒荧光素酶报告基因下游(PD-L1-野生型),或 PD-L1 3'UTR 突变位点(PD-L1-突变型)。

5.4.6 miR-34a 转染或 PD-L1 抑制物处理后降低了 PD-L1 诱导 IL-10 产量,以及 PD-L1 过表达的肿瘤细胞对 T 细胞杀伤敏感

已知 PD-L1/PD-1 通路参与抑制 T 细胞抗肿瘤免疫反应,PD-L1 偏向于共刺激 T 细胞中 IL-10 产量,那么,化学预防药物诱导 HL60 细胞中 PD-L1 表面表达如何影响肿瘤细胞对 T 细胞功能活性以及 PD-L1 如何诱导 IL-10 表达?IFN-γ 处理的 HL60 细胞中,IL-10 的产量相对于未处理组是降低的(见图 5.63(a))。还发现,相比于 T 细胞和未处理 HL60 细胞共培养,T 细胞和 IFN-γ 处理的 HL60 细胞共培养升高了 PD-L1+/CD8+T 细胞的凋亡(见图 5.63(b))。但

是,当 HL60 细胞被 PD-L1 抑制物预处理或预先转染 miR-34a,IFN-γ 处理对 PD-L1+/CD8+T 细胞凋亡的作用完全受抑制,IL-10 产量也被阻断(见图 5.63(a)、图 5.63(b)),提示通过 PD-L1/PD-1 依赖通路,IFN-γ 诱导 PD-L1+/CD8+T 细胞凋亡和 IL-10 表达。同时,也提示化学治疗剂诱导免疫耐受部分通过 miR-34a 转染得到逆转。这些结果证实了 miR-34a 可能在免疫治疗和免疫耐受中发挥重要角色,可能通过提高内源性 miR-34a 表达或是增加 miR-34a 类似物来达到抑制 PD-L1 表达的目的,由此提高化学治疗效果。

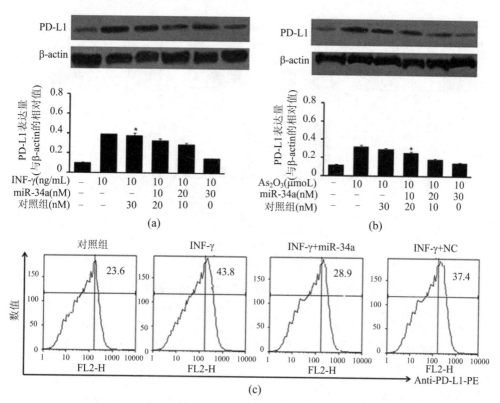

图 5.62　miR-34a 转染后降低 HL60 细胞中 IFN-γ 诱导 PD-L1 蛋白表达

(a) miR-34a 降低 IFN-γ 诱导 PD-L1 蛋白表达水平。HL60 细胞分别转染不同浓度 miR-34a 模拟物或是非特异对照,维持 48 h,用 10 ng/mL IFN-γ 照射 24 h,蛋白质印迹检测 PD-L1 表达水平。(b) miR-34a 降低 As_2O_3 诱导 PD-L1 蛋白水平。HL60 细胞分别转染不同浓度 miR-34a 模拟物或是非特异对照,维持 48 h,用 10 μmolAs_2O_3 照射 24 h,蛋白质印迹检测 PD-L1 表达水平。(c) miR-34a 降低 IFN-γ 诱导 PD-L1 蛋白表面表达水平。HL60 细胞中转染 miR-34a 或非特异对照,维持 24 h,用 10 ng/mL IFN-γ 照射 24 h,流式细胞仪分析检测 PD-L1 表面表达水平。

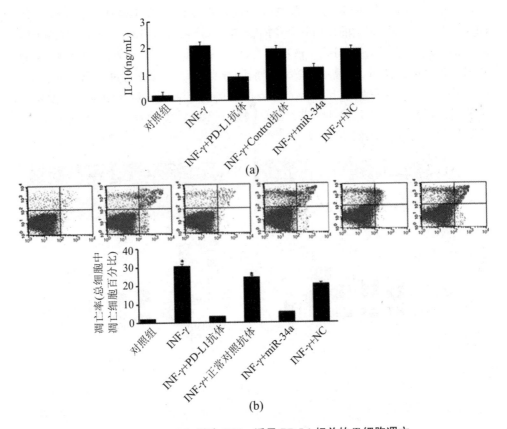

图 5.63 miR-34a 影响 IFN-γ 诱导 PD-L1 相关的 T 细胞凋亡

HL60 细胞分别转染 miR-34a 模拟物或对照,24 h 后,分别在存在和缺失 PD-L1 中和抗体的条件下,受 IFN-γ 照射 24 h。(a) 细胞因子酶联免疫反应监测培养基中 IL-10。(b) T 细胞核丝裂霉素处理的 HL60 细胞共培养 24 h。收集细胞,流式细胞仪检测 PD-L1＋/CD8＋类型细胞中 T 细胞凋亡情况。

5.4.7 PD-L1 阻断物或 PD-L1 siRNA 转染 HL60 细胞降低 AKT1 活性

  磷脂酰肌醇 3-激酶(Phosphatidylinositol 3-Kinase,PI3K/AKT)信号通路调控许多细胞内过程,这些通路异常激活已被证实和肿瘤发生至关重要。已有文献报道肿瘤细胞中 PTEN 通过 PI3K/AKT 通路降低 PD-L1[302,303],因此,PD-L1 是 AKT 的下游靶分子。有意思的是,当 HL60 细胞受 PD-L1 阻断物处理后,pAkt308(Akt 的活化形式)水平显著降低(见图 5.64(a)～(c))。由此,推测 PD-L1 表达和 AKT 活化之间可能存在正向反馈环。为了证实这一猜想,AKT1 siRNA

转染 HL60 细胞或 PI3K/AKT 通路抑制物 Ly294002 处理 HL60 细胞。结果显示，AKT1 siRNA 转染或是 Ly294002 处理不仅降低 AKT 表达水平，而且降低 PD-L1 表达。此外，采用 PD-L1 siRNA 转染 HL60 细胞，奇怪的是，PD-L1 表达水平的改变也有效地影响了 pAkt308 表达。在 PD-L1 siRNA 转染 HL60 细胞中，AKT 磷酸化形式降低（见图 5.64(d)）。进而，利用含有野生型 PD-L1 的表达载体 pcDNA3.1-PD-L1 转染入 239T 细胞中，蛋白质印迹分析显示 AKT 磷酸化形式也同样升高（图 5.64(e)）。这些结果显示 PD-L1 表达的低调通过灭活 PI3K/AKT 通路调控，同时 AKT 和 PD-L1 表达之间存在正反馈。

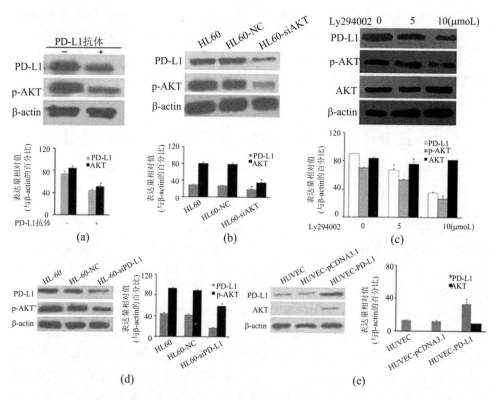

图 5.64　PD-L1 在 PI3K/AKT 通路中的效应

(a) PD-L1 中和性抗体处理 HL60 细胞，24 h 后，收集细胞，蛋白质印迹分析检测 PD-L1 和 p-AKT 产量水平。(b) HL60 细胞转染 siAKT-1 和阴性对照 siRNA NC，24 h 后，收集细胞，蛋白质印迹分析 AKT 和 PD-L1 表达量。(c) HL60 细胞转染 si PD-L1 和阴性对照，24 h 后，收集细胞，蛋白质印迹分析检测 PD-L1 和 p-AKT 产量水平。(d) HL60 细胞转染 PD-L1 siRNA 或 siRNA 对照 24 h 后，收集细胞，蛋白质印迹检测 p-AKT 和 PD-L1 表达，以及密度分析 PD-L1 和 AKT 信号的水平，$x=P<0.005$。(e) HUVEc 细胞转染 PcDNA3.1-PD-L1 或 pcDNA3.1 对照 24 h 后，收集细胞，蛋白质印迹分析 AKT 和 PD-L1 表达量以及密度分析 PD-L1 和 AKT 信号水平。

5.4.8 小结

本研究发现PD-L1在人AML样品中高表达,且与miR-34a表达呈负相关。当PD-L1高表达的HL60细胞和Kasumi-1细胞转染miR-34a时,两种细胞中PD-L1的表达均下降。而且,PD-L1细胞表面的表达量也下降。相对而言,细胞转染了miR-34a抑制物时,HL60细胞中PD-L1表达则下降。由此推测,miR-34a模拟物抑制PD-L1表达量是通过特异性结合PD-L1 3'UTR,从而引起翻译抑制。此外,IFN-γ和As_2O_3诱导HL60细胞中PD-L1表达。当miR-34a前体转染细胞后,其抑制IFN-γ和As_2O_3诱导PD-L1表达,呈剂量依赖关系。更重要的是,miR-34a有效地降低了细胞因子IL-10下游分子PD-L1的表达量,降低了PD-L1特异性T细胞凋亡,由此增加了PD-L1过表达肿瘤细胞对T细胞杀伤性。

5.5 miR-17参与调控核心结合因子(CBF)急性髓细胞性白血病的RUNX1-miRNA机制[320]

核心结合因子(Core Binding Factor,CBF),是一个重要的造血性转录因子。通过参与胚胎和后胚胎造血细胞发育控制基因转录。它由两个亚单位组成:CBFA2亚单位和CBFB亚基。前者由21号染色体上的RUNX1(AML1)基因编码;后者由16号染色体上的CBFB基因编码。RUNX1在靶基因调控区域识别并结合特定的共同DNA序列,CBFB能加强RUNX1与DNA的结合[304,305]。在急性髓细胞性白血病(AML)中,RUNX1和CBFB都呈现了染色体重排。急性髓细胞性白血病最常见的两个染色体重排分别是t(8;21)(q22;q22)和(p13;q22)倒置,分别生成RUNX1-MTG8(AML1-ETO)和CBFB-MYH11融合蛋白。根据法美英(FAB)分类,t(8;21)阳性的白血病大多是M2,而倒置阳性的大多是M4Eo[305,306]。

RUNX1-MTG8不仅影响RUNX1等位基因剂量,而且在RUNX1靶基因上还发挥了负调控作用[306]。CBFB-MYH11通过结合RUNX1,也同样在RUNX1靶基因上发挥负调控作用,通过封存RUNX1入细胞质,减少细胞核内的RUNX1[306,308]。因此,虽然是以不同的方式,这两种CBF-AML融合蛋白都可以影响RUNX1剂量以及RUNX1转录调节的功能。

一个作用于RUNX1非编码区的是miR-223。MiR-223在粒细胞和单核细胞谱系的形成至关重要[309,310]。RUNX1-MTG8 结合到 miR-223 启动子区域的 RUNX1 共有序列,从而诱导 miR-223 转录后抑制和 t(8;21)白血病细胞中的髓性细胞系分化[309]。随后发现,miR-222/221 基因簇通过靶向作用 KIT 3'端非编码区(3'UTR)参与调控 KTI 受体[311]。另一个直接作用于 RUNX1 的是 miR-222/221。

相对于非 CBF-AML,t(8;21)和 inv(16)CBF-AML 中 miR-221 和 miR-222 的水平比较低,而与之相关的 KIT 受体(CD117 抗原)表达量则增加[312]。再次,我们证明了 CBFB-MYH11 干扰了 RUNX1-CBFB。因此,这两种 CBF-AML 融合蛋白对 RUNX1-miR-221-KIT 轴和 RUNX1-miR-223 转录产生负调控影响,导致增加了未分化型髓细胞中 KIT 诱导增殖。

有趣的是,相对于非白血病细胞,大量非 CBF-AMLs 还显示了 KIT 水平升高[313,314]。继而,测试了其他可能干扰 RUNX1-CBFB 调节功能的因素是否也可以对 RUNX1-miR-221-KIT 轴和 miR-223 转录产生负调控作用。本研究阐明 miR-17 通过靶向 RUNX1-3'UTR,在控制 RUNX1 表达及髓系细胞分化中发挥重要的作用[315]。我们发现,异常表达的 miR-17 模拟了 RUNX1-MTG8 和 CBFB-MYH11 融合蛋白诱导的生物学效应,都通过相同的核心机制 RUNX1-miR-221-KIT 轴和 miR-223 发挥作用。

此外,利用人类和老鼠中的核心机制的保守性研究 32D 小鼠髓系细胞模型来监视为期 12 天的细胞因子诱导的髓系细胞分化情况。在具有野生型 RUNX1 的 32D 小鼠模型中,可以证明在缺失任何一种负干扰 RUNX1 的因素下,KIT 诱导的增殖程度在本质上决定了细胞因子介导的髓样分化的延迟。因此,KIT 诱导的增殖是一种能决定 RUNX1 介导的髓系细胞分化过程时速的机制。

5.5.1 t(8;21)和 inv(16)白血病融合蛋白共同作用 RUNX1-miRNA-KIT 轴,调节 KIT 增殖活性

t(8;21)和 inv(16)CBF-AML 样品中 KIT(CD117 抗原)上调,同时伴随着的 miR-221 下调。miR-221 是一个受 RUNX1 调控并靶向 KIT 3'端非编码区的 miRNA[312]。有研究表明来源于 t(8;21)细胞遗传学重排的 RUNX1-MTG8 融合蛋白降低了 RUNX1 产量和对野生型 RUNX1 发挥负调控作用(见图 5.65(a)左)。来源于 inv(16)重排的 CBFB-MYH11 融合蛋白可通过两种方式干扰野生型 RUNX1 功能:规避 RUNX1 进入细胞质,减少细胞核中的 RUNX1 以及对野生型 RUNX1 发挥负作用(见图 5.65(a)右)。

连接 miR-221 启动子序列的荧光素酶报告基因质粒瞬时转染人髓系细胞系

U937,结果显示 RUNX1 单独或结合 CBFB,都可以诱导 miR-221 转录。而 RUNX1-MTG8 和 CBFB-MYH11 都可抑制 miR-221 的启动子功能(图 5.65(b))。在 U937 细胞中 RUNX1-MTG8 或 CBFB-MYH11 稳定的异常表达可增加 KIT(CD117)阳性细胞的比例(见图 5.65(c))以及促进细胞增殖(见图 5.65(d))。

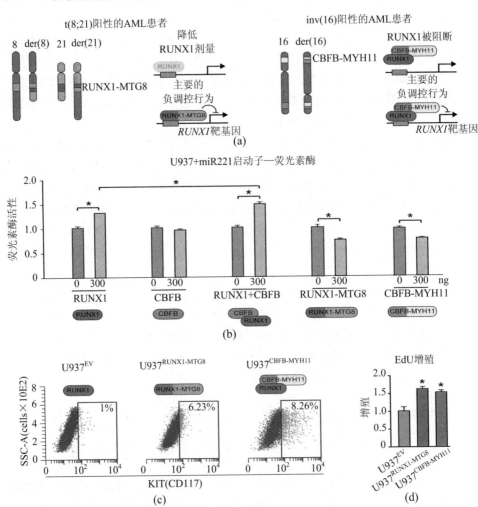

图 5.65 t(8;21)和 inv(16)白血病融合蛋白共同作用调节 KIT 增殖活性的 RUNX1-miRNA-KIT 轴

(a) 图中概括了文献报道的 t(8;21)和 inv(16)CBF-AML 作用 RUNX1 功能(1,5,8,9)。(b) 连接 miR-221 启动子的荧光素酶报告基因可被 RUNX1 单独或联合 CBFB 激活,而在 U937 细胞中,可被瞬时转染 RUNX1-MTG8 或 CBFB-MYH11 抑制其活性。(c)、(d) 稳定表达 RUNX1-MTG8(U937[RUNX1-MTG8])或 CBFB-MYH11(U937[CBFB-MYH11]),U937 克隆显著升高 KIT 阳性的细胞($p<0.05$)(图(c)双色荧光检测技术分析的 CD117 表达),增加细胞增殖(图(d)EdU 掺入法分析)。

两种 CBF-AML 融合蛋白通过干扰野生型 RUNX1 转录功能，诱导 miR-221 低调，伴随着 KIT 诱导的增殖。

5.5.2 miR-17 稳定表达低调了一条与 CBF-AML 融合蛋白作用相同的核心 RUNX1-miR-221-KIT 轴

60%～80%AML 中都报道了 KIT 上调，包括 CBF-AML 和非 CBF-AML[313,314]。因为 CBF-AML 仅代表 15%～20% AML[316]，我们试图寻找其他可以解释非 CBF-AML 中的 KIT 上调的因子。根据在生物信息学分析（TargetScan），RUNX1 3' 非编码区包含 22 个保守的 miRNA 结合位点，预测是 60 个不同的 miRNA 的作用靶点。其中，我们关注 miR-17-5p(以下简称 miR-17)，在 RUNX1 介导的控制髓系细胞分化中起着关键作用，在白血病人中往往表现上调[317]。

基于 AML 患者中 miRNA 表达谱数据库[317,318]，我们发现 miR-17 在大约 60% 非 CBF-AML 病例中表现上调，然而在大多数 CBF-AML 患者中却是下调。有趣的是，miR-17 上调主要与 FAB M5 型相关，且以 KIT 上调为特征[313]。与此一致的是，我们发现在 10 例非 CBF-AML 患者的样本中有 3 例显示 KIT(CD117) 伴随着 miR-17 上调。

进而，检测在 U937 中 miR-17 异常表达对 miR-221 和 KIT 表达的影响。为此，构建转染绿色荧光蛋白(GFP)插入到 miR-17 前体中，或是插入到阴性对照序列中，并将它们分别转染到 U937 细胞中(见图 5.66(a)左)。接下来，选择 GFP 表达阳性的稳定 U937^{miR-17} 和 U937^{Scram} 克隆(见图 5.66(a)右)，进而转入 Luc-RUNX1-3'UTR(荧光素酶序列连接在 RUNX1-3' 端非编码区上游)(见图5.66(b)顶)。荧光素酶表达减少的克隆是真正的 miR-17 阳性克隆(见图 5.66(b)底)。U937^{miR-17} 克隆显示较高比例的 KIT(CD117)阳性细胞 (见图 5.66(c)左)，以及 EdU 增殖细胞增加(见图 5.66(c)右)。

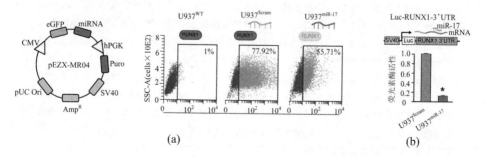

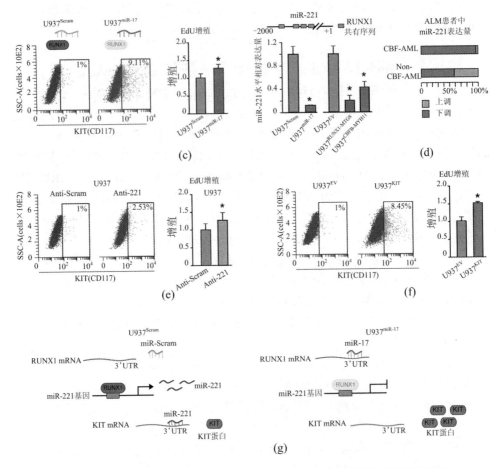

图 5.66 miR-17 稳定表达低调了一条与 CBF-AML 融合蛋白作用相同的核心 RUNX1-miR-221-KIT 轴

(a) 在稳定异常表达的 miR-17 的 U937（U937^{miR-17}）或阴性对照的 U937 细胞（U937^{Scram}）中转染共表达绿色荧光蛋白和 miRNA 前体的质粒（左）。单细胞荧光检测技术（Cytofluorimetric）分析显示 GFP 在 U937^{miR-17} 和 U937^{Scram} 克隆中代表性表达（右）。(b) miR-17 稳定异常表达导致 RUNX1 下调，正如 U937^{miR-17} 克隆中转染 RUNX1-3'UTR 上游基因携带荧光素酶报告基因的质粒（顶），降低荧光素酶活性（底）。(c) miR-17 异常表达增加了 KIT 阳性细胞数量（$p<0.05$）（左）和细胞增殖（右）。(d) 像 RUNX1-MTG8 和 CBFB-MYH11 一样，miR-17 下调了 miR-221 表达（左）。CBF-AML 和非 CBF-AML 也显示 miR-221 下调（右）。(e) 利用合成的抗反 U937 细胞中瞬时转染 miR-221 抑制物靶向抑制内源性 miR-221，结果显示 KIT 阳性细胞显著增加（见图 5.66(e)左），以及增加细胞增殖。(f) U937 细胞（U937^{KIT}）中野生型的 KIT 稳定异常表达足以提高增殖（右图）。(g) 这些结果表明 miR-17 通过作用 RUNX1-miR-221 机制，导致 KIT 上调。

很显然,U937 细胞中 miR-17 异常表达有意义地降低了 miR-221 水平,因此概括了 RUNX1-MTG8 和 CBFB-MYH11 的作用(见图 5.66(d)左)。这一结果与 CBF-AML 和 50%~60%非 CBF-AML 中 miR-221 下调是一致的(见图 5.66(d)右)。相对于用控制的抗 miR 错义序列瞬时转染的 U937 来说,利用合成的抑制内源性 miR-221 的 miR-221 抑制物,瞬时转染 U937 细胞,结果显示 KIT 阳性细胞显著增加($p<0.01$)(见图 5.66(e)左),以及增加细胞增殖(见图 5.66(e)右)。在图 5.66(f)中,U937^{KIT} 细胞中的 KIT 稳定异常表达足以促进细胞增殖。图 5.66(g)与 U937^{miR-17}、U937$^{RUNX1-MTG8}$、U937$^{RUNX1-MYH11}$ 克隆相比,在 U937^{KIT} 克隆中检测到 KIT 的水平 5%~10%(见图 5.66(f)左),本身足以增加 EdU 的增殖(见图 5.66(f)右)。

5.5.3 miR-17 的稳定表达下调了髓系细胞分化中 RUNX1 调控的 miRNAs

佛波酯 PMA 常用于快速诱导 U937 细胞分化为表面表达特定的髓系抗原(如 CD11b)的单核细胞,48~72 h(见图 5.67(a)和图 5.67(b)左)。与 U937$^{RUNX1-MTG8}$ 和 U937$^{CBFB-MYH11}$ 克隆类似(见图 5.67(b)中间和右边),U937^{miR-17} 克隆(见图 5.67(a)右)在受 PMA 处理时,CD11b 阳性细胞下降,因此可提示髓样分化受阻。U937^{miR-17}、U937$^{RUNX1-MTG8}$ 和 U937$^{CBFB-MYH11}$ 克隆同样也显示低调参与髓细胞分化的,受 RUNX1 调控的 miRNA 显著下调,如 miR-223(见图 5.67(c))。

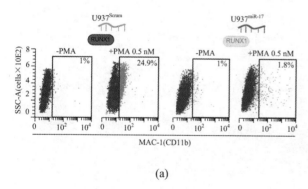

(a)

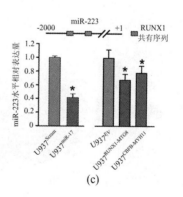

(c)

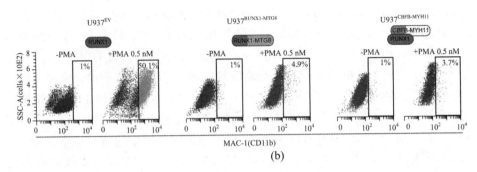

图 5.67 miR-17 的稳定表达下调了髓系细胞分化中 RUNX1 调控的 miRNAs

(a)、(b)为 U937 克隆中 miR-17 稳定表达。(a) RUNX1-MTG8 或 CBFB-MYH11。(b) 显示阻断了 PMA 介导的髓系细胞分化（CD11b 单细胞荧光技术分析）。(c) $U937^{miR-17}$、$U937^{RUNX1-MTG8}$ 和 $U937^{CBFB\ MYH11}$ 克隆也显示 miR-223 下调(qRT-PCR 分析)。

由此得出，miR-17 低调了引起 CBF-AML 发病 RUNX1-miRNA 核心轴。它概述了 RUNX1-MTG8 和 CBFB-MYH11 融合蛋白发挥了相同的效应作用。值得注意的是，miR-17 只是靶向 RUNX1-3'端非编码区众多 miRNAs 中的一个。一些 miRNAs(如 miR-18a、miR-20a、miR-93)在非 CBF-AML 中以高调，并且与不同 AML 亚型相关。我们推测这些 miRNAs 单独或组合，调节 RUNX1-miRNA 轴以参与细胞增殖和髓系细胞分化(见图 5.68)。

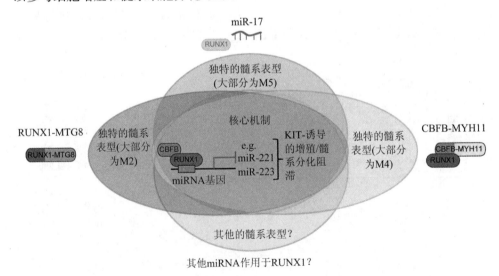

图 5.68 miR-17 低调了引起 CBF-AML 发病 RUNX1-miRNA 核心轴

miR-17、RUNX1-MTG8 和 CBFB-MYH11 融合蛋白干扰相同的 RUNX1-miRNA 核心轴，调节 KIT 介导的增殖和髓细胞分化。miR-17 和两个融合蛋白产生不同表型疾病，这也许可以解释其与不同白血病 FAB 亚型有关。其他靶向 RUNX1-3'UTR 的 miRNA 也可以影响 RUNX1-miRNA 核心轴。

5.5.4 人类和老鼠中 RUNX1-miRNA 核心机制的保守性

RUNX1 与 miR-221 和 miR-223 启动子区的共有序列,以及 miR-221 和 miR-223 种子序列,在人类和老鼠中都是保守的[312]。同样的,在小鼠髓性 32D 细胞中,RUNX1-MTG8 稳定表达也会导致 miR-221 和 miR-223 的下调(见图 5.69(a))。与此同时,32D$^{RUNX1-MTG8}$ 细胞也显示了 KIT 阳性细胞比例的增加(见图5.69(b)),在受粒细胞集落刺激因子(Granulocyte Colony Stimulating Factor,G-CSF)作用时不再发生髓系细胞分化。事实上,在 G-CSF(10 ng/mL)作用时,32D$^{RUNX1-MTG8}$ 细胞不再分化为典型的粒细胞特征,如 CD11b 表达增加(见图 5.69(c)左)和细胞核

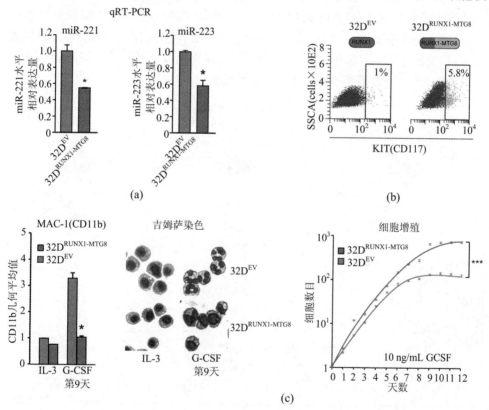

图 5.69 人类和老鼠中 RUNX1-miRNA 核心机制的保守性

(a) 与 32D^{EV} 相比,32D 髓系细胞中 RUNX1-MTG8 中稳定异常表达导致 miR-221 和 miR-223 下调。(b) CD117 单细胞荧光分析显示,相对于 32D^{EV},在 32D$^{RUNX1-MTG8}$ 中 KIT 阳性细胞数量显著增加($p<0.05$)。(c) 相对于 32D^{EV},32D$^{RUNX1-MTG8}$ 阻断 G-CSF 诱导粒细胞分化,CD11b 的变化(左)和姬姆萨细胞涂片染色法(中),以及促进细胞增殖(右)。

分割(见图5.69(c)中)。此外,与32D^{EV}细胞相比,32D$^{RUNX1-MTG8}$细胞7天后继续增殖(见图5.69(c)右)。

由此可猜想增殖相关的RUNX1-miRNA-KIT机制对髓系细胞分化过程产生影响。因此,利用32D细胞模型来测试KIT介导的增殖,事实上是影响髓系细胞分化的。

5.5.5 细胞中KIT表达与功能性的RUNX1延迟髓系细胞分化

升高KIT表达是否可以影响G-CSF诱导分化,可利用野生型32D克隆表达老鼠外源性野生型KIT(CD117抗原作为评估指标)在相对于32D^{EV}细胞低(5%~10%)或高的水平上(>80%)(见图5.70(a))。具体是,使用32D^{KIT低表达}克隆低表达KIT(见图5.70(b)所示)与32D$^{RUNX1-MTG8}$克隆相比较;32D^{KIT高表达}克隆表达KIT与t(8;21)阳性白血病细胞系和Kasumi细胞系。

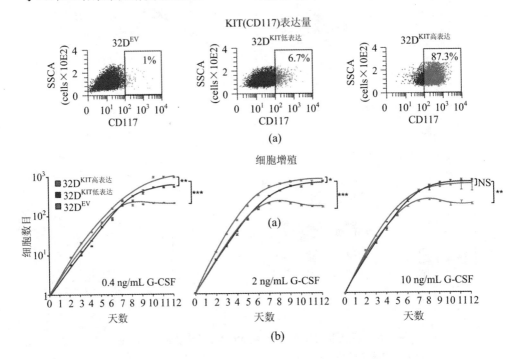

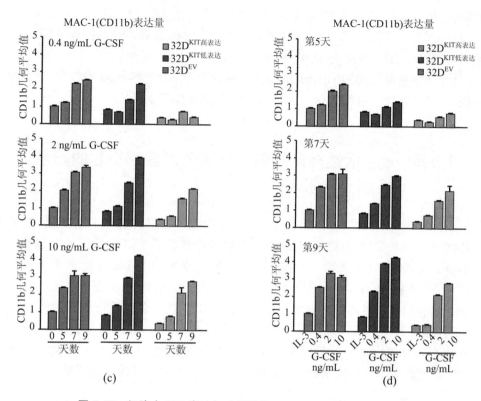

图 5.70　细胞中 KIT 表达与功能性的 RUNX1 延迟髓系细胞分化

(a) CD117 单细胞荧光分析显示,在 32D^{KIT低表达} 和 32D^{KIT高表达} 稳定克隆中异常表达 KIT 情况。
(b) 增长曲线显示,相对于 32D^{EV} 克隆,32D^{KIT低表达} 和 32D^{KIT高表达} 克隆在应对不同浓度的 G-CSF 时会促进细胞增殖。(c)、(d) CD11b 单细胞荧光分析表明,KIT 表达升高阻滞 G-CSF 诱导的分化呈现 G-CSF 剂量依赖性(c)和时间依赖性(d)。

32D^{EV}、32D^{KIT低表达} 和 32D^{KIT高表达} 细胞受不同的 G-CSF 浓度处理:0.4 ng/mL、2 ng/mL 和 10 ng/mL,12 天后,收集用于分析细胞增殖和诱导髓系抗原 CD11b 表达量。32D^{EV} 细胞呈指数增长,至停滞期和死亡期维持 7 天(见图 5.70(b),浅色线)。与此同时,CD11b 随时间和 G-CSF 的剂量依赖性增加。第 9 天,几乎所有的 32D^{EV} 细胞达到完全分化(见图 5.70(c)和图 5.70(d),浅色条)。经 G-CSF 处理后,32D$^{KIT-Low}$ 和 32D$^{KIT-High}$ 细胞表现细胞增殖,特别是在较低浓度 G-CSF 处理时(见图 5.70(b))。

在 G-CSF 诱导分化的关键时间点 5、7、9 天时,分析 32D^{KIT高表达} 和 32D^{EV} 之间最重要的 CD11b 表达量。首先,显然 32D^{KIT高表达} 细胞在 G-CSF 最低浓度(0.4 ng/mL)处理的整个时期都不能诱导分化($p = 6.7^{-7}$)。然而第 9 天($p = 0.91$),在 G-CSF 最高浓度(10 ng/mL)时,它们能够分化到与 32D^{EV} 类似的水平。

其次，很显然，对所有 G-CSF 浓度处理时，32D^{KIT高表达} 细胞在第 5 天（$p=6^{-5}$）和第 7 天（$p=0.02$）CD11b 表达量都显著降低，但它们在较高 G-CSF 浓度处理下，第 9 天达到类似于 32D^{EV} 克隆分化水平（$p=0.12$）。最后，对外源 KIT 表达水平，32D^{KIT低表达} 细胞呈现出对 G-CSF 的分化响应是介于 32D^{EV} 细胞和 32D^{KIT高表达} 细胞之间（见图5.70(c)、图 5.70(d)）。这些结果表明的 KIT 诱导增殖本身在延迟阻滞 G-CSF 诱导髓系细胞分化中起到关键作用。

5.5.6 KIT 活性抑制能够抵消 KIT 过表达引起的髓系细胞分化阻滞

1 μM 伊马替尼（imatinib）（选择性 KIT 受体酪氨酸激酶抑制剂）处理 32D^{KIT高表达} 细胞[319]，检测抑制 KIT 增殖活性的抑制能够抵消 G-CSF 诱导髓样分化作用。相对于只生长在 10 ng/ml G-CSF 的细胞，伊马替尼可以显著降低 32D^{KIT高表达} 细胞的生长，但对 32D^{EV} 控制细胞增殖的影响不大（见图 5.71(a)）。这表明伊马替尼抗增殖作用很可能特异性抑制 KIT 活性。在 G-CSF 处理过程中，在不同时间点（第 5、7 和 9 天）测量 CD11b，我们发现，伊马替尼没有显著改变 32D^{EV} 细胞中 CD11b 的水平，但到第 7 天，32D^{KIT高表达} 细胞中 CD11b 水平可以增加到 32D^{EV} 细胞能检测的水平（见图 5.71(b)）。因此，伊马替尼是能够抵消延迟 KIT 诱导的髓样分化。

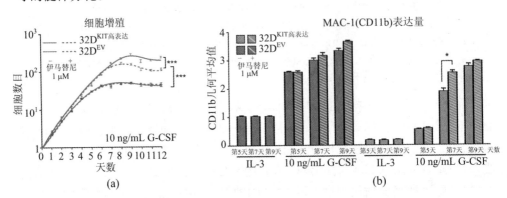

图 5.71 抑制 KIT 活性可以抵消由于 KIT 过表达产生的延迟髓样分化的影响

(a) 伊马替尼（1 μM）显著降低了 32D^{KIT高表达} 细胞在 G-CSF 介导的分化过程中的增殖，然而它并不影响控制 32D^{EV} 细胞。(b) CD11b 细胞荧光分析结果显示在 G-CSF 介导分化过程中的不同时间点，被伊马替尼抑制的 32D^{KIT高表达} 细胞诱导的 KIT 可以延迟髓样分化。

基于 32D 小鼠模型研究结果，得出结论：事实上，增加 KIT 的增殖作用可以延迟髓系细胞的分化。在减弱 RUNX1 功能/水平的条件下，这种延迟效应可能强化受RUNX1调控的靶基因(如miR-223)参与髓系细胞分化过程中的作用(见图5.72)。

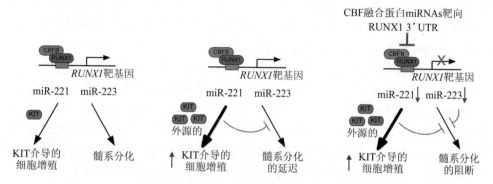

图 5.72　RUNX1 调节髓系细胞分化是通过调节 KIT 诱导增殖的程度

在 RUNX1-miRNA 机制存在下,细胞对髓系细胞分化的刺激因子做出响应,比如 G-CSF(左)。增加 KIT 介导的增殖,甚至在缺乏干扰 RUNX1 因素下,也足以延迟髓系细胞分化(中)。在削弱 RUNX1-miRNA 机制(如 CBF 融合蛋白或靶向 RUNX1 3'UTR 的 miRNA)存在下,KIT 介导的增殖效应加强了 RUNX1 对 miRNA 低调效应,并参与分化,如 miR-223 导致髓系细胞分化完全阻断(右)[320]。

5.5.7　小结

一方面,miRNA 介导的减弱 RUNX1 功能类似于 CBF-AML 融合蛋白的影响,即通过作用于一条导致 KIT 介导的未分化髓细胞增殖的重要的 RUNX1-miRNA 机制。另一方面,在 RUNX1 正常功能的作用下,KIT 介导的增殖本身可以调节髓系细胞分化过程。

5.6　miRNA 在白血病治疗中的潜在价值

目前白血病治疗存在下列主要问题:(1) 20%～45%的病人对化疗药不敏感。(2) 化疗药物具有较强的毒性。(3) 多药耐药(Multidrug Resistence,MDR)的发生率高。白血病细胞 MDR 是目前白血病治疗中的一大难题,使药物的选择陷于困境。(4) 复发率高。复发的病人由于耐药性以及脏器损伤严重,给药物治疗带来更大困难。这些突出的缺陷对于创新技术和新的治疗策略提出了迫切的需求。

在白血病中,miRNA 表达谱的鉴定和功能的阐明,不仅可以使我们深入地了解 miRNA 与白血病之间的联系,更可能为白血病的临床诊断、预后和治疗提供新的方向。

在 CLL 中,已经报道了由 13 个 miRNA 组成的标签,与预后分子 ZAP-70 和 IgVH 突变状态相关[40]。此外,CLL 中高表达的 TCL1 常伴有高表达的 ZAP-70 和未突变的 IgVH,与预后不良有关[119],而 miR-29b 和 miR-181b 直接调控原癌基因 TCL1 而发挥着抑癌基因的功能,因此,这两个 miRNA 可作为 CLL 的诊断和预后指标[120]。有研究报道,在 AML 和 ALL 中的表达差异最显著的 4 个 miRNA 分别是 miR-128a、miR-128b、let-7b 和 miR-223,而其中任意两个 miRNA 都可以准确、有效地区分 97%～100%的 ALL 和 AML 患者,这为临床 ALL 和 AML 的分类和诊断提供了新的标记[49]。另有研究揭示,一个 miRNA 标签与细胞遗传学检测正常但伴有高危分子特征(如 FLT3-ITD 或野生型 NPM1)AML 患者的无病生存率相关[51]。表达上调的 miRNA-181a 和 miRNA-181b 与患者的预后良好显著相关。人类 B 细胞 CLL 是由未分化的恶性 B 细胞增殖过度形成的,过表达抗细胞凋亡 MCL1 蛋白为重要特征。MiR-15a 和 miR-16-1 基因的缺失或下调,代表其直接参与了 MCL1 基因表达的调控,促进 CLL 发病。因而转染 miR-15a 和 miR-16-1 可能有助于 CLL 细胞降低 MCL1 表达。在小儿白血病 AML 中,发现一些可能的癌基因 miRNA 在 M2 和 M3 亚型中特异高表达,其中一些 miRNA 的表达差异与预后相关的融合基因 AML1-ETO 和 PML/RARA 的阳性状态有显著关系。

  MiRNA 作为肿瘤基因或肿瘤抑制基因在白血病的发生发展中发挥作用,为白血病的治疗提供了新的靶点,具有以下优势:(1) miRNA 是基因表达和蛋白质翻译过程中重要的调节分子,把 miRNA 作为肿瘤治疗的靶分子将比编码基因更加有效。miRNA 比编码的癌基因和抑癌基因少得多,可以成为更稳定有效的、新一代的抗癌靶点。miRNA 将是更具有治疗潜力的靶点及药物[98,105]。(2) 人类中 miRNA 的数目远远小于编码基因的数目。已知人类基因组中蛋白质编码基因大约为 25000 个,而目前预测基因组中 miRNA 的数目仅为 1000 个左右,为编码基因的 1/25,选择起着癌基因和抑癌基因的作用的靶点相对较容易。(3) 对于可以作为药物的起抑癌基因作用的 miRNA 而言,由于其具有内源性特征而无毒性及无副作用,这将区别于常规的肿瘤治疗,成为新一代的肿瘤基因治疗药物。研究开发基于 miRNA 的靶向药物,是新一代高效低毒药物研发的方向,也是国际现代医药产业新的增长点。

附录 1　缩略词表(一)

缩写	英文全称	中文全称
DNA	deoxyribonucleic acid	脱氧核糖核酸
cDNA	complementary DNA	互补 DNA
RNA	ribonucleic acid	核糖核酸
miRNA	microRNA	微小 RNA
ALL	acute lymphoblastic leukemia	急性淋巴细胞性白血病
AML	acute myeloid leukemia	急性髓细胞性白血病
CNS	central nervous system	中枢神经系统
APL	acute promyelocytic leukemia	急性早幼粒细胞白血病
CLL	chronic lymphocytic leukemia	慢性淋巴细胞性白血病
RISC	RNA interference silencing complex	RNA 干涉沉默复合体
ncRNA	non-coding RNA	非编码 RNA
rRNA	ribosomal RNA	核糖体 RNA
RNase	ribonuclease	核糖核酸酶
pol Ⅱ	RNA polymerase Ⅱ	RNA 聚合酶Ⅱ
pre-mRNA	precursor mRNA	前体 mRNA
UTR	untranslated region	非翻译区
PCR	polymerase chain reaction	聚合酶链式反应
RT	reverse transcription	反转录
dNTP	deoxyribonucleoside triphosphate	脱氧核糖核苷三磷酸
Amp	ampicillin	氨苄青霉素
Spec	Spectinomycin	壮观霉素
AP	ammonium persulfate	过硫酸铵

续表

缩写	英文全称	中文全称
TEMED	N,N,N',N'-tetramethylene ethylenediamine	N,N,N',N'-四甲基乙二胺
PEG	polyethylene glycol	聚乙二醇
DEPC	diethyl pyrocarbonate	焦碳酸二乙脂
EDTA	ethylene diamine tetraacetic acid	乙二胺四乙酸
SDS	sodium dodecyl sulfate	十二烷基硫酸钠
Tris	tris(hydroxymethyl)-aminomethane	三(羟甲基)氨基甲烷
mL	milliliter	毫升
μL	microliter	微升
mol	molar	摩尔
bp	base pair	碱基对
kb	kilo bases	千碱基
nt	nucleotide	核苷酸

附录2　缩略词表(二)

缩写	中文全称
TCL1	T细胞白血病/淋巴瘤1
Akt/PKB	v-akt鼠胸腺瘤病毒致癌基因同源物/蛋白激酶B
BAD	BCL2细胞凋亡拮抗因子
BCL2	B细胞淋巴瘤2
BAX	BCL2关联X蛋白
BCR-ABL1	BCR-ABL1融合基因
ABL1	v-abl Abelson鼠科白血病病毒致癌基因同源体1
cMyc	v-myc禽骨髓细胞瘤病致病因子
c-kit	v-kit Hardy-Zuckerman肉瘤致癌因子
CDK6	细胞周期素D激酶6；HOXB8，同源框基因B8
Pbx	前B细胞白血病同源框
NFI-A	细胞核因子I-A
C/EBPα	CCAAT/增强子结合蛋白-α

附录 3　常用试剂配方

1. 细胞裂解液

蛋白酶 K:100~200 μg/mL;
Tris-Cl(pH 8.0):10 mmol/L;
EDTA(pH 8.0):0.1 mol/L;
SDS:0.5%;
RNaseA:20 μg/mL。

2. 10×MOPS (3-(N-玛琳代)丙璜酸)

MOPS 4.18 g,3M NaAc (pH 5.2) 1.66 mL,灭菌 0.5M EDTA (pH 8.0) 2.0 mL,加灭菌 3d H_2O 至 100 mL。将 MOPS 用 80 mL 灭菌 3d H_2O 溶解,调 pH 至 7.0,再与 3M NaAc、0.5M EDTA 混合过滤除菌,加灭菌 3d H_2O 定容至 100 mL,避光 4 ℃保存。

3. 6×溴酚兰上样缓冲液

甘油 50%,EDTA(pH 8.0) 1 mM,二甲苯青 5%,溴酚兰 0.25%。

4. 3M NaAc (pH 5.2)

在 80 mL 水中溶解 40.8 g 三水乙酸钠,用冰醋酸调 pH 值至 5.2,再加3d H_2O 定容至 100 mL,高压灭菌。

5. 2M NaAc (pH 4.0)

在 60 mL 水中溶解 27.2 g 三水乙酸钠,用冰醋酸调 pH 值至 4.0,再用3d H_2O 定容至 100 mL,高压灭菌。

6. 甲醛变性胶

琼脂糖 0.3 g,3d H_2O 22 mL,用 750 W 微波加热 2 min 至沸腾,保持 30 s,冷却至 60 ℃左右时加入 10×MOPS 2.5 mL 及 37%甲醛 0.75 mL,混匀后全部倒入制胶槽中,室温冷却。

7. RNA 上样缓冲液

10×MOPS 1.25 μL,甲醛(37%) 2.25 μL,去离子甲酰胺(Formamide) 6.25 μL,EB(0.5 μg/μL) 0.5 μL,总计 10.25 μL。

8. 50×Denhard't

聚蔗糖(Ficoll 400) 1 g,聚乙烯吡咯烷酮 1 g,BSA 1 g,加 3d H_2O 定容至

100 mL。

9. 小分子 RNA 的 Northern 杂交液和预杂交液
5×SSC 25 mL,20 mM Na_2HPO_4 (pH 7.2) 4 mL,SDS 7 g,50×Denhard't Solution 4 mL,总体积 100 mL。

10. 20×SSPE (pH 7.0)
NaCl 17.53 g,柠檬酸钠 8.82 g,灭菌 3d H_2O 定容至 100 mL,高压灭菌备用。

11. 2×SSPE 洗膜液
20×SSPE 100 mL,10% SDS 1 mL,灭菌 3d H_2O 定容至 1000 mL。

12. 40% PAGE 胶母液
120 mL 水中溶解 76 g 丙烯酰胺,4 g N-N'-亚甲双烯酰胺,灭菌水定容至 200 mL,抽滤后 4 ℃保存。

13. 10% PAGE
40%丙烯酰胺母液 6.25 mL,尿素 12 g,5×TBE 5 mL,灭菌 3d H_2O 5.75 mL,10%AP 150 μL,TEMED 12.5 μL,总体积 25 mL。

14. 15% PAGE 胶
40%丙烯酰胺母液 11 mL,尿素 14.4 g,5×TBE 6 mL,灭菌 3d H_2O 2 mL,10%AP 150 μL,TEMED 15 μL,总体积 30 mL。

15. 5×TBE
Tris 54 g,硼酸 27.5 g,0.5 M EDTA 20 mL(pH 8.0)溶解在 1 L 水中,搅拌溶解后,高压灭菌,置室温贮存。

16. 4×Lower Tris 缓冲液
Tris base:90.83 g;
10%SDS:20 mL;
调 pH=8.8 补 MiniQ H_2O 至 500 mL。

17. 4×Upper Tris 缓冲液
Tris base:12.12 g;
10%SDS:8 mL;
调 pH=6.8 补 MiniQ H_2O 至 200 mL。

18. Transfer 缓冲液
Tris:3.03 g;
甘氨酸:14.4 g;
甲醇:200 mL;
补 MiniQ H_2O 至 1000 mL。

19. 5×电泳缓冲液

Tris:15.1 g;

甘氨酸:72 g;

SDS:5 g;

补单蒸水至 1000 mL。

20. 1×SDS 样品缓冲液

62.5 mM 4×上层胶 Tris 缓冲液,2%SDS,10%甘油,50 mM DTT,补 MiniQ H_2O 至 10 mL。

21. 上样缓冲液

β-巯基乙醇:100 μL;

1×样品缓冲液:900 μL;

溴酚蓝:10 μg。

22. 30%丙烯酰胺母液

丙烯酰胺:30 g;

N,N'-亚甲双丙烯酰胺:0.8 g;

补双蒸水至 100 mL。

23. 10×TBS

Tris:24.2 g;

NaCl:80 g;

调 pH 值至 7.6;

补双蒸水至 1000 mL。

24. 封闭和抗体缓冲液

1×TBS,0.1% Tween-20,2%(w/v)封闭专用奶粉。

25. 漂洗液(TBST)

1×TBS,0.1% Tween-20。

26. 10%过硫酸铵

0.1 g 过硫酸铵溶于 1 mL 蒸馏水,建议:现用现配,4 ℃保存,保存时间为 1 周。

27. 10%分离胶的配置

4×下层胶 Tris 缓冲液:1.75 mL;

30%丙烯酰胺母液:2.33 mL;

10%AP:35 μL;

TEMED:7 μL;

双蒸水:2.92 mL。

28. 浓缩胶配置
4×上层胶 Tris 缓冲液:417 μL;
30%丙烯酰胺母液:217 μL;
10%AP:8.3 μL;
TEMED:1.7 μL;
双蒸水:1.03 mL。

附录 4 研究材料和实验方法

F4.1 研究材料

F4.1.1 病人样品和治疗方案

本研究共采用收集了 48 份 AML 患者和 5 份正常人骨髓样品,临床样品资料统计见附表 4.1。骨髓样品均从就诊或随访病人中通过腰穿刺方法获得。

附表 4.1 AML 临床样品资料统计表($N=48$)

特征	中值(范围)	例数(%)
性别		
男		25(52.0)
女		23(47.9)
白细胞数,$\times 10^9/L$	46.35(1.2~671.22)	
低于 10		20(41.6)
10~50		12(25.0)
50 或更高值		7(14.5)
其他不详		9(18.7)
FAB		
M1		9(15.5)
M2		7(12.1)
M3		18(31.0)
M4		4(6.8)

特征	中值（范围）	例数（%）
M5		10(17.2)
细胞遗传学特征		
ABL1/ETO		22(45.8)
PML/RARA		16(33.3)
两者都是阴性		10(20.8)

注：AML(Acute Myelogenous Leukemia)：急性髓细胞性白血病；WBC(White Blood Cell)：白细胞；FAB(French-American-British classification)：FAB 分类；PML/RARA(Promyelocytic Leukemia/Retinoic Acid Receptor Alpha)：前髓性白血病/维甲酸受体 α；CR：临床跟踪 3 年完全缓解。

F4.1.2 细胞系

人白血病细胞系 HL60 和 NB4 细胞系在含有 10% 胎牛血清及双抗的 RPMI1640 培养液，在 37 ℃、5% CO_2 条件下培养。293T 细胞购自中国医学科学院血液学研究所，使用含有 10% 胎牛血清及双抗的 DMEM 培养液，在 37 ℃、5% CO_2 条件下培养。

F4.1.3 RNA 寡核苷酸

合成的 RNA 寡核苷酸 miR-100 mimics(miR-100 模拟物)和 miR-NC(阴性对照)以及 FAM 标记的阴性对照 oligos。与 miR-100 成熟体互补的 anti-miR-100(反义寡核苷酸链)和 anti-miR-NC(阴性对照)；沉默人 RBSP3 基因(GenBank Access. No. NM_005808)转录子的 siRNA(siRBSP3)以及相应的 siRNA-NC(阴性对照)。

F4.1.4 载体

(1) pcDNATM6.2-GW/EmGFP-miR-neg control plasmid (Invitrogen, K4936-00)。

(2) pRL-TK vector (Promega, Madison, WI)。

(3) pGL3-Basic vector (Promega, Madison, WI)。

(4) pGL3-T vector，由中山大学基因工程教育部重点实验室徐辉博士在 pGL3-Basic vector 基础上引入多克隆位点构建而成(见附图 4.1)。

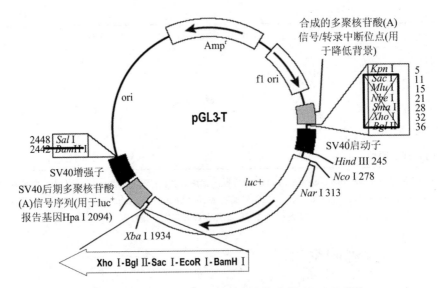

附图 4.1 pGL3-Control 载体基础上构建的 pGL3-T 载体

(5) psiCHECK-2 vector (Promega, Madison, WI)。

(6) 慢病毒载体 pLVX-PGK-IRES-ZsGreen lentiviral control vectors(见附图 4.2)。

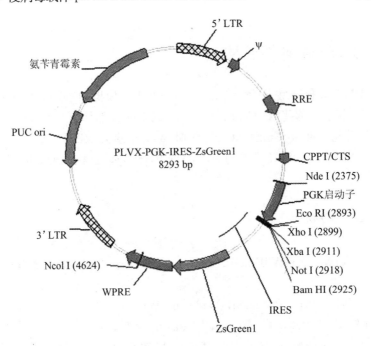

附图 4.2 pLVX-PGK-IRES-ZsGreen 慢病毒载体

831 bp hRBSP3 cDNA 全长由上海生物工程公司合成。包含 831 bp 的 hRBSP3 cDNA 的慢病毒载体 pLVX-PGK-hRBSP3-IRES-ZsGreen(见附图 4.3)。

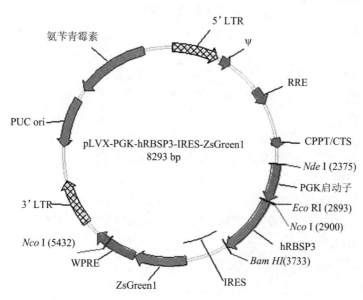

附图 4.3　pLVX-PGK-hRBSP3-IRES-ZsGreen 慢病毒载体

F4.1.5　PCR 引物和寡核苷酸探针

1. qRT-PCR 引物

(1) miR-100 成熟体

逆转录引物:5'-GTCGTATCCAGTGCAGGGTCCGAGGTATTC GCACTGGATACGACCACAAG-3';

正向引物:5'-GCGGCAACCCGTAGATCCGAA-3';

反向引物:5'-GTGCAGGGTCCGAGGT-3'。

(2) U6 snRNA(作为成熟体的内参)

正向引物:5'-CGCTTCGGCAGCACATATAC-3';

反向引物:5'-TTCACGAATTTGCGTGTCAT-3'。

注:逆转录引物为反向引物。

(3) miR-100 前体

正向引物:5'-AACCCGTAGATCCGAACTTG-3';

反向引物:5'-TACCTATAGATACAAGCTTGTGCG-3'。

注:逆转录引物为反向引物。

(4) U6 snRNA（作为前体的内参）
正向引物：5'-CTCGCTTCGGCAGCACA-3'；
反向引物：5'-AACGCTTCACGAATTTGCGT-3'。
注：逆转录引物为反向引物。
(5) RBSP3
正向引物：5'-CGCTTCGGCAGCACATATAC-3'；
反向引物：5'-TTCACGAATTTGCGTGTCAT-3'。
(6) 内参 β-actin
正向引物：5'-3'GCCAACACAGTGCTGTCTGG；
反向引物：5'-3'GCTCAGGAGGAGCAATGATCTTG。

2. 杂交探针序列

miR-100 前体杂交探针：
5'-CTTGTGCGGACTAATACCACAAGTTCGGATCTACGGGTT-3'；
U6 snRNA：
5'-CCATGCTAATCTTCTCTGTATC-3'。

F4.2 实 验 方 法

F4.2.1 骨髓和细胞系总 RNA 的提取

将抗凝全血转移到 15 mL 离心管中（管壁做好标记，如姓名、类型、住院号、来源、日期），每 mL 全血加入 5 mL 红细胞裂解液，颠倒混匀，在冰上静置 3~5 min；4 ℃，1300 rpm，3 min；弃上清，再加入 2 mL 红细胞裂解液，吹打混匀，冰上静置 1 min；4 ℃，1300 rpm，3 min；弃上清，视白细胞的量加入适量 Trizol，反复吹打均匀，使细胞充分裂解；室温放置 5 min 后，直接提取总 RNA 或冻存于 −80 ℃ 备用。

对于培养的细胞，800 rpm，3 min 收集细胞，用冰冷的 1×PBS 洗两次后，视细胞数目加入适量 Trizol 反复吹打均匀，使细胞充分裂解；室温放置 5 min 后，直接提取总 RNA 或冻存于 −80 ℃ 备用。

按每 mL Trizol 中加入 0.2 mL 氯仿，用手剧烈振荡 15 s，再于 15~30 ℃ 孵育 3 min；12000×g，4 ℃ 离心 15 min；转移上清于另一新的 EP 管中，按每 mL Trizol 加入 0.5 mL 异丙醇，再于 15~30 ℃ 孵育 10 min；12000×g，4 ℃ 离心 10 min；弃上清，按每 mL Trizol 加入 1 mL 75%的乙醇，涡旋，7500×g，4 ℃ 离心 5 min；重复一

次,加入 1 mL 无水乙醇,7500×g,4 ℃离心 5 min,弃上清,真空干燥 5 min,用适量 DEPC 水溶解,存于－70 ℃。

F4.2.2 骨髓和细胞系总蛋白的提取与保存

1. Trizol 处理的方法

按照 Trizol 方法提取沉淀 DNA 后剩余的上清,按每 mL Trizol 加 1.5 mL 异丙醇沉淀蛋白质,室温放置 10 min,4 ℃,13000 rpm,10 min,弃上清;用含 0.3M 盐酸胍的 95%乙醇洗涤蛋白质沉淀。按每 mL Trizol 加 2 mL 洗涤液,室温放置 20 min,4 ℃,7500×g,5 min,弃上清,重复 2 次;用 2 mL 无水乙醇用同样方法洗涤一次;真空抽干蛋白质沉淀 5～10 min,用 1%SDS 溶解蛋白质,反复吸打,50 ℃温浴使其完全溶解,不溶物 2～8 ℃,10000×g,10 min 除去。分离得到的蛋白质样品可用于 Western blot 或－70 ℃保存备用。

2. RIPA 处理的方法

根据 RIPA 说明书和目的蛋白含量略加修改进行操作。一般情况下,按 10e6 细胞加 20 μL RIPA 裂解液,1%PMSF(或蛋白酶抑制剂和磷酸酶抑制剂),反复吹打,冰上放置 30 min,13000 rpm,30 min,取上清。

3. 蛋白质定量

选用 BCA 法,依据产品说明书测定蛋白浓度。具体是:稀释蛋白裂解液 2～5 倍。分别取 BCA(Pierce BCA protein assary kit)中 A 液 200 μL,B 液 4 μL(A∶B=50∶1),混合。按蛋白质∶BCA 混液＝1∶20 的比例,取 10 μL 蛋白液加 200 μL BCA 液,剩余的 BCA 液用作 blank。37 ℃,30 min 混浴(不能超过 30 min)。之后在微量核酸蛋白分析仪(Nanodrop ND-1000)上进行检测。

4. 蛋白质变性

新鲜的蛋白样品加入 5×蛋白上样缓冲液,混匀后 99 ℃条件振荡变性 15 min,直接电泳或保存于 80 ℃冰箱中。

F4.2.3 Quantitative Reverse Transcription PCR(qRT-PCR)

MiR-100 和 U6 的表达都用基于 SYBR Green 的 Real-time PCR 来检测,按照 SYBR PrimeScript™ RT-PCR kit (TaKaRa) 试剂盒的说明书略加修改进行操作。检测 miR-100 的表达时,400 ng 总 RNA 用于反转录反应(20 μL 反应体系),同时使用茎环结构(Stem-Loop)的 miR-100 逆转录引物和 U6 snRNA 特异性反向引物。反应程序为:16 ℃、30 min,42 ℃、45 min,85 ℃、10 min;4 ℃ 保存。Real-time

PCR 在 StepOne™ Real-Time PCR System（P/N：4329002，Applied Biosystems）上进行,反应循环为：95 ℃、3 min 预变性,变性 95 ℃、30 s,退火和延伸 62 ℃、40 s,40 个循环。miR-100 的表达量以 U6 的表达进行标准化。miR-100 反转录引物、PCR 引物参照 Applied Biosystems 公司发表的设计方法,U6 特异性引物来自文献[139]。

蛋白基因 mRNA 的表达也用 SYBR Green 的 Real-time PCR 来检测,按照标准的 SYBR PrimeScript™ RT-PCR kit(TaKaRa)试剂盒的说明书进行操作。250 ng 总 RNA 用于反转录反应用（10 μL 反应体系），同时使用随机引物（random 6 mers）和 oligo dT 引物。反应条件为：37 ℃、15 min,85 ℃、5 s。Real-time PCR 反应在 StepOne™ Real-Time PCR System 上进行,反应条件与检测 miR-100 的相同。mRNA 的表达以 β-actin 为标准进行相对定量。PCR 引物设计使用 qPrimer Deport 或 Primer3 。

使用 ΔΔCt 法计算 miR-100 和 mRNA 的相对表达,不同组之间或不同基因之间的相对表达用公式 $2^{-\Delta\Delta Ct}$ 计算。条形图数值的误差用标准偏差（Standard Deviation, SD）来表示。所用数值以三次独立实验的平均值±标准偏差表示（Mean ±SD）。

F4.2.4 Northern 杂交

80 μg RNA 样品与 2×Stop Solution 按 1：1 比例混合后,70 ℃变性 5 min,冰浴 5 min；用微量加热器迅速上样后,在 12.5% 的变性聚丙烯酰胺凝胶进行,先用恒功率 2 W,低电压跑 20 min,使样品压缩成平整的细带,再换成 8 W 左右恒功率电泳至结束）电泳约需 1 h。电泳完成后将凝胶和 Hybond N+尼龙膜按顺序组装到半干转印槽里(Bio-RAD),恒流（1 mA/cm^2）转膜 50 min；取下印迹膜并切角做好标记,尼龙膜在 253 nm 紫外灯下正反两面分别交联 2 min,将 RNA 及分子量标记固定于膜上。真空 80 ℃干烤 50 min。放入杂交管(Pharmacia)中,42 ℃预杂交 1 h。趁热加入杂交液,加入 100 μL 标记好的探针,42 ℃杂交过夜。杂交完毕后用洗膜液洗膜三次,每次 10 min,用保鲜膜把洗完的膜包好,压磷屏（Molecular Dynamics）过夜后于 STORM 820 激光扫描系统（Amersham Bioscience Sunyvale 公司）中显示图像。一张膜先用 miR-100 探针进行杂交,脱探针后杂 U6 探针作为上样的参照。

F4.2.5 γ-32P-labeled DNA 探针

(1) Oligo-DNA 5' 标记反应体系如下：

10×T₄多聚核苷酸激酶缓冲液	1.6 μL
Oligo-DNA (0.2 μg/μL)	1 μL
[γ-³²P] ATP(10 μCi/μL)	1 μL
T₄多聚核苷酸激酶 (10 U/μL)	1 μL
灭菌 3d H₂O	11.4 μL
总体积	16 μL

将上述反应液充分混匀,37 ℃水浴温育 50～60 min。

(2) 将适量 Sephadex G-25 (Bio-RAD 公司)悬浮于 pH 8.0 的 1×TE 缓冲液中。用微波炉煮 5 min,冷却后,用移液枪吸取 Sephadex G-25 装柱,柱子使用申能博彩公司的质粒小提纯化柱。

(3) 平衡柱。将灭菌的 1×TE pH 8.0 缓冲液或灭菌 3d H₂O,套上 1.5 mL 小离心管,再放入玻璃试管中,3000 rpm 离心 1 min。重复以上 2～3 次,直至加入的 1×TE pH 8.0 缓冲液溶液体积(100 μL)等于流出的体积(100 μL)。

(4) 离心分离纯化引物。另取一只新的 1.5 mL 小离心管,将标记好的引物与 100 μL 灭菌 3d H₂O 混匀,加入到平衡好的柱中,以 3000 rpm 离心 1 min,1.5 mL 指管收集流出液即为纯化的探针;标记探针强度测定。通常应在 4×100k cpm 以上,贮于 −20 ℃ 备用。

F4.2.6 瞬时转染

1. 贴壁细胞瞬时转染(脂质体)

采用脂质体 Lipofectamine™ 2000 (Invitrogen)按照产品说明书中的方法进行。具体是,转染前一天把细胞按每孔 $1×10^5$ 细胞,0.5 mL 完全培养基,接种于 24 孔板。当铺板细胞汇合率达 80%左右时进行无血清转染。

2. 悬浮细胞瞬时转染(电转法)

HL60 和 NB4 细胞系按每孔 $1×10^6$ 细胞,0.5 mL 完全培养基,接种于 24 孔板中。利用电转系统(Neon Transfection System, Invitrogen)将上述小分子 RNA 转染到细胞内。电转条件如下:HL60 细胞,1350 V,35 ms,1 pulse;NB4 细胞:1400 V, 10 ms 和 3 pulses。

F4.2.7 髓细胞分化分析

采用电转的方法分别转染 100 nM miR-100,100 nM siRBSP3 以及它们相应的阴性对照,分别建立了瞬时过表达 miR-100,瞬时沉默 siRBSP3 的细胞模型。慢病毒 RBSP3 感染细胞建立了瞬时过表达 siRBSP 的细胞模型。然后，分别用 1 μM ATRA 和 10 nM 1,25-dihydroxy-vitamin D3(1,25D$_3$)处理以上细胞。4 天后，制备细胞爬片，瑞氏—吉姆萨染色，油镜观察细胞形态鉴别中性粒细胞和单核细胞分化，每个观察视野评估 300 个细胞。

此外，CD11b/CD15 和 CD11b/CD14 的表达量分别用来作为中性粒细胞和单核细胞分化的指标。1 μM ATRA 和 10 nM 1,25-dihydroxy-vitamin D3 (1,25D$_3$)处理 3 天后，收集细胞，分别用以下抗人单克隆抗体进行染色：CD14-PE、CD15-perCP、CD11b-APC，37 ℃温浴 30 min，PBS 重悬，过 400 目尼龙膜，流式细胞仪(FACSCaliber, BD Biosciences)检测。每个样品至少收集 10000 个细胞，数据分析采用 FACSDiva software(BD Biosciences)。

F4.2.8 靶基因预测和验证

MiR-100 靶基因用 TargetScan (http://www.targetscan.org)、PICTAR (http://pictar.bio.nyu.edu)以及 miRBase (http://microrna.sanger.ac.uk/sequences/index.shtml)预测。我们进一步在 NCBI、Google、GeneCards、Wikipedia 等数据库或网站上逐个搜索这些候选靶基因的功能，根据前期的研究结果提示 miR-100 可能具有抑制细胞分化，促进细胞增殖的功能。因此，挑选了 10 个可能具有相关功能的候选靶基因进行验证，其中 3 个候选基因具有阳性结果，RBSP3 受抑制的阳性率最高。

F4.2.9 载体构建

为了分析 miRNA 与 RBSP3 的靶标关系，构建 RBSP3 载体，即野生型、缺失型、点突变型和全突变型。包含 RBSP3 3'UTR 59bp 的序列作为野生型；"种子区"8 个碱基中分别突变第 1、3、4、6 个碱基的 3'UTR 59 bp 的序列作为点突变型；"种子区"8 个碱基全部突变 3'UTR 59 bp 的序列作为全突变型，这些均由上海生物工程公司合成；缺失了"种子区"8 个碱基的 3'UTR 51 bp 的序列作为缺失型通过 PCR 方法获得。之后，这些序列都插入到 psiCheck 载体中进行测序，序列完全正确后用于双荧光报告分析。

F4.2.10 双荧光报告实验

100 nM miR-100 模拟物和 miRNA 阴性对照，0.1 μg 含有萤火虫荧光素酶

(Firefly Luciferase)的 psiCheck 对照,或 psiCheck-RBSP3、psiCheck-RBSP3-缺失型、psiCHECK-RBSP3-点突变型、psiCHECK-RBSP3-全突变型,以及 0.1 μg 对照载体含有海肾荧光素酶(Renilla luciferase pRL-TK)分别瞬时共转染 HEK-293T 细胞。

转染后 48 h,用 Dual-Luciferase® Reporter Assay System (Promega, Madison, WI) 检测报告基因的荧光活性,用 GloMax™ 96 Microplate Luminometer (Promega, Madison, WI) 读取荧光值。操作步骤按照说明书标准操作进行。在进行靶基因验证时,海肾的荧光(Renilla luciferase)以萤火虫的荧光(Firefly Luciferase)作为参照。数据来自于至少三次实验,以平均值±标准偏差(Mean+SD)来表示。

100 nM miR-100 阴性对照、2.5 μg 含有萤火虫荧光素酶的各种载体:psiCheck 载体对照、psiCheck-RBSP3、psiCheck-RBSP3-缺失型、psiCheck-RBSP3-点突变型以及 psiCheck-RBSP3-全突变型,和 2.5 μg 含有海参荧光素酶(pRL-TKa)的对照载体通过电击的方法瞬时共转染 HL60 细胞。转染 48 h 后,采用同上方法检测荧火素和海参荧光素酶活性。

F4.2.11 细胞增殖实验

细胞增殖实验利用 Cell Counting Kit-8 (CCK-8)试剂盒,按照产品说明书中的方法进行检测。具体的方法是,用电击法分别将下列小分子 RNA 转染入细胞内:100 nM miR-100 mimics, 200 nM miR-100 antisense, 100 nM siRBSP3 以及等量的相对应的阴性对照:miR-NC,miR antisense-NC 和 siRNA-NC,接种于 24 孔板中培养。之后,分别在转染后 24 h,48 h,72 h 和 96 h 取出细胞,按每孔 1×10^4 细胞接种于 96 孔板中,加入 10 μL,570 nm 测定,600 nm 作为参比波长。

F4.2.12 Western blot

细胞经 RIPA 裂解液裂解后,结合蛋白酶和磷酸酶抑制剂(Roche)裂解细胞。上清经过 10%聚丙烯酰胺凝胶分离后,转移到甲醇活化的 PVDF 膜上。含有 2% BSA 的 TBST 封闭 2 h,与兔多克隆抗体 anti-RBSP3, anti-phospho-RB (Ser 807/811),鼠单克隆抗体 anti-RB (4H1), anti-E2F1 以及兔多克隆抗体 anti-glyceraldehyde-3-phosphate dehydrogenase(GAPDH) antibodies(或者 antiβ-actin antibody 4 ℃过夜孵育。之后,与辣根过氧化物酶标记的抗鼠或抗兔)二抗(HRP-conjugated secondary antibody)孵育 1 h,用苯巴比妥试剂曝光。

F4.2.13 细胞周期实验

采用电转法将下列分子转染入细胞内:H_2O(mock), miR-NC 或 miR-100 mimics,培养于 24 孔板。转染 24 h 后,加入诺考达唑(Nocodazole)(100 ng/mL),再培养 24 h,收集细胞,加入 NP40/PI 裂解液,0.5 μL RNase (30 mg/mL),37 ℃温浴 30 min,流式细胞仪检测。PI 阴性的活细胞用于细胞周期分析设门。

F4.2.14 慢病毒构建和感染

为了过表达 RBSP3 蛋白,构建了以下慢病毒载体:RBSP3 cDNA 全长(831bp)插入到 pLVX-PGK-IRES-ZsGreen lentiviral 载体中,获得 pLVX-PGK-hRBSP3-IRES-ZsGreen 表达载体。之后,其与 3 个包装质粒共转染 HEK-293T 细胞,分别于转染后 24 h 和 48 h 收集培养液上清,过滤 0.45 μm,浓缩,获得可表达 RBSP3 慢病毒粒子(lentivirus-RBSP3,lv-RBSP3)。对照载体相同操作,获得阴性对照慢病毒(Lentivirus-Negative Control,lv-NC)。25 μL lv-RBSP3 和 5 μL lv-NC 与等体积 8 μg/mL 聚凝胺(Polybrene,Hexadimethrine Bromide,Sigma)混合后感染 HL60 cells。24 h 后,用 PBS 清洗 2 次,新鲜培养基培养用于后续实验。

F4.2.15 统计分析

Fisher 的精确检验、t-检验和卡方检验用于比较病人不同组之间,以及病人和正常人之间 miRNA 表达水平的差异。结果以至少 3 次独立实验的平均值±标准差表示。当仅有两组进行比较时,不同组之间的差异分析采用 Student's t-test;当多于两组进行比较时,采用单因子变异数分析(one-way analysis of variance,ANOVA)方法进行比较。$P<0.05$ 作为显著差异的指标。

F4.3 使用的数据库和软件

F4.3.1 数据库

(1) UCSC Genome Browser (http://genome.ucsc.edu/), Mar. 2006

(NCBI36/hg18)。

(2) Pubmed (http://www.ncbi.nlm.nih.gov/pubmed/)。
(3) TargetScan (http://www.targetscan.org/)。
(4) Pictar (http://pictar.mdc-berlin.de/cgi-bin/PicTar_vertebrate.cgi)。
(5) miRBase (http://microrna.sanger.ac.uk/sequences/index.shtml)。
(6) GeneCards (http://www.genecards.org/)。
(7) Wikipedia (http://en.wikipedia.org/)。
(8) qPrimerDepot (http://primerdepot.nci.nih.gov/)。

F4.3.2 软件

(1) Genomatix 软件 (Genomatix Software GmbH-GEMS Launcher)。
(2) TransFac 软件包 (http://www.gene-regulation.com/pub/programs.html)。
(3) FirstEF (Available in the UCSC Genome Browser)。
(4) Primer3 (http://frodo.wi.mit.edu/primer3/)。
(5) Primer Premier 5.0。
(6) ANOVA。
(7) Microsoft office-Excel。
(8) EndNoteX2。

参 考 文 献

[1] 同济医科大学. 急性白血病的分类、诊断与治疗[M]. 北京：人民卫生出版社,2000.
[2] Ardiman J W, Thiele J, Arber D A, et al. The 2008 revision of the World Health Organization (WHO) classification of myeloid neoplasms and acute leukemia: rationale and important changes[J]. Blood, 2009, 114(5): 937-951.
[3] Bacher U, Schnittger S, Haferlach T. Molecular genetics in acute myeloid leukemia[J]. Curr Opin Oncol, 2010, 22(6): 646-55.
[4] Rubnitz J E, Gibson B, Smith F O. Acute myeloid leukemia[J]. Hematol Oncol Clin North Am, 2010, 24(1): 35-63.
[5] 秘营昌,王建祥. 我国急性白血病的诊断治疗现状[J]. 国际输血及血液学杂志,2006,29(4):290-291.
[6] 郭霞,李强. 急性白血病发病机制研究进展[J]. 实用儿科临床杂志,2005,20(7):690-693.
[7] Sanz M A, Grimwade D, Tallman M S, et al. Management of acute promyelocytic leukemia: recommendations from an expert panel on behalf of the European LeukemiaNet[J]. Blood, 2009, 113(9): 1875-1891.
[8] Downing J R, Shannon K M. Acute leukemia: a pediatric perspective[J]. Cancer Cell, 2002, 2: 437-445.
[9] Pui C H, Schrappe M, Ribeiro R C, et al. Childhood and Adolescent Lymphoid and Myeloid Leukemia[J]. Hematology Am Soc Hematol Educ Program, 2004(1): 118-145.
[10] Pui C H. Central nervous system disease in acute lymphoblastic leukemia: prophylaxis and treatment[J]. Hematology Am Soc Hematol Educ Program, 2006(1): 142-146.
[11] Cortes J, O'Brien S M, Pierce S, et al. The value of high-dose systemic chemotherapy and intrathecal therapy for central nervous system

prophylaxis in different risk groups of adult acute lymphoblas tie leukemia [J]. Blood,1995,86:2091-2097.

[12] Cole P D, Kamen B A. Delayed neurotoxicity associated with therapy for children with acute lymphoblastic leukemia[J]. Ment Retard Dev Disabil Res Rev,2006,12(3):174-183.

[13] Lange B J, Bostrom B C, Cherlow J M, et al. Double-delayed intensification improves event-free survival for children with interme- diate-risk acute lymphoblastic leukemia: a report from the Children's Cancer Group[J]. Blood,2002,99:825-833.

[14] Hutchinson R J, Gaynon P S, Sather H, et al. Intensification of therapy for children with lower-risk acute lymphoblastic leukemia: long-term follow-up of patients treated on Children's Cancer Group Trial 1881[J]. J Clin Oncol,2003,21:1790-1797.

[15] Bostrom B C, Sensel M R, Sather H N, et al. Dexamethasone versus prednisone and daily oral versus weekly intravenous mercaptopurine for patients with standard-risk acute lymphoblastic leukemia: a report from the Children's Cancer Group[J]. Blood,2003,101:3809-3817.

[16] Lowenberg B, Downing J R, Burnett A. Acute Myeloid leukemia[J]. N Engl J Med,1999,341:1051-1062.

[17] Farag S S, Ruppert A S, Mrózek K, et al. Outcome of induction and postremission therapy in younger adults with acute myeloid leukemia with normal karyotype: A cancer and leukemia group b study[J]. J Clin Oncol, 2005,23:482-493.

[18] Estey E, Döhner H. Acute myeloid leukaemia[J]. Lancet, 2006, 368: 1894-1907.

[19] Estey, E. Acute myeloid leukemia and myelodysplastic syndromes in older patients[J]. J Clin Oncol,2007,25:1908-1915.

[20] 黄梓伦. 急性早幼粒细胞白血病治疗现状[J]. 广东医学,2004,25(8): 869-871.

[21] Lytle J R, Yario T A, Steitz J A. Target mRNAs are repressed as efficiently by microRNA-binding sites in the 5' UTR as in the 3' UTR[J]. Proc Natl Acad Sci USA,2007,104:9667-9672.

[22] Pillai R S, Bhattacharyya S N, Artus C G, et al. Inhibition of translational initiation by let-7 microRNA in human cells[J]. Science, 2005, 309:

1573-1576.

[23] Bhattacharyya S N, Habermacher R, Martine U, et al. Relief of microRNA-mediated translational repression in human cells subjected to stress[J]. Cell, 2006, 125: 1111-1124.

[24] Humphreys D T, Westman B J, Martin D I, et al. MicroRNAs control translation initiation by inhibiting eukaryotic initiation factor 4E/cap and poly(A) tail function[J]. Proc Natl Acad Sci USA, 2005, 102: 16961-16966.

[25] Olsen P H, Ambros V. The lin-4 regulatory RNA controls developmental timing in Caenorhabditis elegans by blocking LIN-14 proteins synthesis after the initiation of translation[J]. Dev Biol, 1999, 216: 617-680.

[26] Macrae I J, Ma E, Zhou M, et al. In vitro reconstitution of the human RISC-loading complex[J]. Proc Natl Acad Sci USA, 2008, 105: 512-517.

[27] Lee R C, Feinbaum R L, Ambros V. The C. elegans heterochronic gene lin-4 encodes small RNAs with antisense complementarity to lin-14[J]. Cell, 1993, 75: 843-854.

[28] Lee Y, Kim M, Han J, et al. MicroRNA genes are transcribed by RNA polymerase II[J]. EMBO J, 2004, 23: 4051-4060.

[29] Han J, Lee Y, Yeom K H, et al. The Drosha-DGCR8 complex in primary microRNA processing[J]. Genes Dev, 2004, 18: 3016-3027.

[30] Hutvagner G, McLachlan J, Pasquinelli A E, et al. A cellular function for the RNA-interference enzyme Dicer in the maturation of the let-7 small temporal RNA[J]. Science, 2001, 293: 834-838.

[31] Hutvagner G, Simard M J. Argonaute proteins: key players in RNA silencing[J]. Nat Rev Mol Cell Biol, 2008, 9: 22-32.

[32] Farazi T A, Juranek S A, Tuschl T. The growing catalog of small RNAs and their association with distinct Argonaute/Piwi family members[J]. Development, 2008, 135: 1201-1214.

[33] Babiarz J E, Ruby J G, Wang Y, et al. Mouse ES cells express endogenous shRNAs, siRNAs, and other Microprocessor-independent, Dicer-dependent small RNAs[J]. Genes Dev, 2008, 22(20): 2773-85.

[34] Dixon-McIver A, East P, Mein C A, et al. Distinctive patterns of microRNA expression associated with karyotype in acute myeloid leukaemia[J]. PLoS ONE, 2008, 3(5): e2141.

[35] Vella M C, Choi E Y, Lin S Y, et al. The C. elegans microRNA let-7 binds to imperfert let-7 complementary sites from the lin-41 3'UTR[J]. Gene Dev, 2004, 18: 132-137.

[36] Lytle J R, Yario T A, Steitz J A. Target mRNAs are repressed as efficiently by microRNA-binding sites in the 5' UTR as in the 3'UTR[J]. Proc Natl Acad Sci USA, 2007, 104: 9667-9672.

[37] Pillai R S, Bhattacharyya S N, Artus C G, et al. Inhibition of translational initiation by let-7 microRNA in human cells[J]. Science, 2005, 309: 1573-1576.

[38] Bhattacharyya S N, Habermacher R, Martine U, et al. Relief of microRNA-mediated translational repression in human cells subjected to stress[J]. Cell, 2006, 125: 1111-1124.

[39] Humphreys D T, Westman B J, Martin D I, et al. MicroRNAs control translation initiation by inhibiting eukaryotic initiation factor 4E/cap and poly(A) tail function[J]. Proc Natl Acad Sci USA, 2005, 102: 16961-16966.

[40] Olsen P H, Ambros V. The lin-4 regulatory RNA controls developmental timing in Caenorhabditis elegans by blocking LIN-14 proteins synthesis after the initiation of translation[J]. Dev Biol, 1999, 216: 617-680.

[41] Maroney P A, Yu Y, Fisher J. Evidence that microRNAs are associated with translating messenger RNAs in human cells[J]. Nat Struct Mol Biol, 2006, 13: 1102-1107.

[42] Wakiyama M, Takimoto K, Ohara O, et al. Let-7 microRNA-mediated mRNA deadenylation and translational repression in a mam-malian cell-free system[J]. Genes Dev, 2007, 21: 1857-1862.

[43] Lin H, Gregory J H. MicroRNA: small RNAs with a big role in gene regulation[J]. Nature, 2006, 5: 522-53.

[44] Friedman R C, Farh K K, Burge C B, et al. Most mammalian mRNAs are conserved targets of microRNAs[J]. Genome Res, 2009, 19: 92-105.

[45] Lewis B P, Shih I H, Jones-Rhoades M W, et al. Prediction of mammalian microRNA targets[J]. Cell, 2003, 115: 787-798.

[46] Krek A, GrunD, Poy M N, et al. Combinatorial microRNA target predictions[J]. Nat Genet, 2005, 37: 495-500.

[47] Grun D, Wang Y L, Langenberger D, et al. MicroRNA target predictions

across seven Drosophila species and comparison to mammalian targets[J]. PLoS Comput Biol,2005,1:e13.

[48] Rajewsky N. MicroRNA target predictions in animals[J]. Nat Genet,2006, 38 Suppl:S8-13.

[49] Didiano D, Hobert O. Perfect seed pairing is not a generally reliable predictor for miRNA-target interactions[J]. Nat Struct Mol Biol,2006,13: 849-851.

[50] Grimson A, Farh K K, Johnston W K, et al. MicroRNA targeting specificity in mammals:determinants beyond seed pairing[J]. Mol Cell, 2007,27:91-105.

[51] Flynt A S, Lai E C. Biological principles of microRNA-mediated regulation: shared themes amid diversity[J]. Nat Rev Genet, 2008, 9: 831-842.

[52] Stern-Ginossar N, Elefant N, Zimmermann A, et al. Host immune system gene targeting by a viral miRNA[J]. Science,2007,317:376-381.

[53] Jopling C L, Yi M, Lancaster A M. Modulation of hepatitis C virus RNA abundance by a liver-specific MicroRNA[J]. Science,2005,309:1577-1581.

[54] Vasudevan S, Tong Y, Steitz J A. Switching from repression to activation: microRNAs can up-regulate translation[J]. Science,2007,318:1931-1934.

[55] Orom U A, Nielsen F C, Lund A H. MicroRNA-10a binds the 5'UTR of ribosomal protein mRNAs and enhances their translation[J]. Mol Cell, 2008,30:460-471.

[56] Place R F, Li L C, Pookot D. MicroRNA-373 induces expression of genes with complementary promoter sequences[J]. Proc Natl Acad Sci USA, 2008,105:1608-1613.

[57] Lee R C, Feinbaum R L, Ambros V. The C. elegans heterochronic gene lin-4 encodes small RNAs with antisense complementarity to lin-14[J]. Cell, 1993,75:843-854.

[58] Pasquinelli A E, Reinhart B J, Slack F, et al. Conservation of the sequence and temporal expression of let-7 heterochronic regulatory RNA[J]. Nature,2000,408:86-89.

[59] Wienholds E, Kloosterman W P, Miska E, et al. MicroRNA expression in zebrafish embryonic development[J]. Science,2005,309:310-311.

[60] Lagos-Quintana M, Rauhut R, Yalcin A, et al. Identification of tissue-

specific microRNAs from mouse[J]. Curr Biol,2002,12:735-739.

[61] Landgraf P, Rusu M, Sheridan R, et al. A mammalian microRNA expression atlas based on small RNA library sequencing[J]. Cell,2007, 129:1401-1414.

[62] Lu J, Getz G, Miska E A, et al. MicroRNA expression profiles classify human cancers[J]. Nature,2005,435:834-838.

[63] Zhao Y, Samal E, Srivastava D. Serum response factor regulates a muscle-specific microRNA that targets Hand2 during cardiogenesis[J]. Nature, 2005,436:214-220.

[64] Chen J F, Mandel E M, Thomson J M, et al. The role of microRNA-1 and microRNA-133 in skeletal muscle proliferation and differentiation[J]. Nat Genet,2006,38:228-233.

[65] Fazi F, Rosa A, Fatica A, et al. A minicircuitry comprised of microRNA-223 and transcription factors NFI-A and C/EBPalpha regulates human granulopoiesis[J]. Cell,2005,123:819-831.

[66] Naguibneva I, Ameyar-Zazoua M, Polesskaya A, et al. The microRNA miR-181 targets the homeobox protein Hox-A11 during mammalian myoblast differentiation[J]. Nat Cell Biol,2006,8:278-284.

[67] Gangaraju V K, Lin H. MicroRNAs: key regulators of stem cells[J]. Nat Rev Mol Cell Biol,2009,10:116-125.

[68] Lau N C, Lim L P, Weinstein E G, et al. An abundant class of tiny RNAs with probable regulatory roles in Caenorhabditis elegans[J]. Science,2001, 294:858-862.

[69] Lee R C, Ambros V. An extensive class of small RNAs in Caenorhabditis elegans[J]. Science,2001,294:862-864.

[70] Lagos-Quintana M, Rauhut R, Lendeckel W, et al. Identification of novel genes coding for small expressed RNAs[J]. Science,2001,294:853-858.

[71] Bentwich I, Avniel A, Karov Y, et al. Identification of hundreds of conserved and nonconserved human microRNAs[J]. Nat Genet,2005,37: 766-770.

[72] Berezikov E, Thuemmler F, van Laake L W, et al. Diversity of microRNAs in human and chimpanzee brain[J]. Nat Genet,2006,38:1375-1377.

[73] Wienholds E, Kloosterman W P, Miska E, et al. MicroRNA expression in zebrafish embryonic development[J]. Science,2005,309:310-311.

[74] Aravin A A, Lagos-Quintana M, Yalcin A, et al. The small RNA profile during Drosophila melanogaster development[J]. Dev Cell, 2003, 5: 337-350.

[75] Dostie J, Mourelatos Z, Yang M, et al. Numerous microRNPs in neuronal cells containing novel microRNAs[J]. RNA, 2003, 9: 180-186.

[76] Houbaviy H B, Murray M F, Sharp P A. Embryonic stem cell-specific microRNAs[J]. Dev Cell, 2003, 5: 351-358.

[77] Kim J, Krichevsky A, Grad Y, et al. Identification of many microRNAs that copurify with polyribosomes in mammalian neurons[J]. Proc Natl Acad Sci USA, 2004, 101: 360-365.

[78] Mourelatos Z, Dostie J, Paushkin S, et al. miRNPs: A novel class of ribonucleoproteins containing numerous microRNAs[J]. Genes Dev, 2002, 16: 720-728.

[79] Ambros V, Lee R C, Lavanway A, et al. MicroRNAs and other tiny endogenous RNAs in C. elegans[J]. Curr Biol, 2003, 13: 807-818.

[80] Wang J F, Zhou H, Chen Y Q, et al. Identification of 20 microRNAs from Oryza sativa[J]. Nucl Acids Res, 2004, 32(5): 1688-1695.

[81] Pfeffer S, Zavolan M, Grasser F A, et al. Identification of virus-encoded microRNAs[J]. Science, 2004, 304(5671): 734-736.

[82] Michael M Z, O'Connor S M, van Holst Pellekaan N G, et al. Reduced accumulation of specific microRNAs in colorectal neoplasia[J]. Mol Cancer Res, 2003, 1: 82-91.

[83] Suh M R, Lee Y, Kim J Y, et al. Human embryonic stem cells express a unique set of microRNAs[J]. Dev Biol, 2004, 270(2): 488-498.

[84] Seitz H, Royo H, Bortolin M L, et al. A large imprinted microRNA gene cluster at the mouse Dlk1-Gtl2 domain[J]. Genome Res, 2004, 14(9): 1741-1748.

[85] Kasashima K, Nakamura Y, Kozu T. Altered expression profiles of microRNAs during TPA-induced differentiation of HL-60 cells[J]. Biochem Biophys Res Commun, 2004, 322(2): 403-410.

[86] 陈芳, 殷勤伟. 调控基因表达的 miRNA[J]. 科学通报, 2005, 50(13): 1289-1299.

[87] Lim L P, Glasner M E, Yekta S, et al. Vertebrate microRNA genes[J]. Science, 2003, 299: 1540.

[88] Lim L P, Lau N C, Weinstein E G, et al. The microRNAs of Caenorhabditis elegans[J]. Genes Dev,2003,17:991-1008.

[89] Ohler U, Yekta S, Lim L P, et al. Patterns of flanking sequence conservation and a characteristic upstream motif for microRNA gene identification[J]. RNA,2004,10(9):1309-1322.

[90] Lai E C,Tomancak P,Williams R W,et al. Computational identification of Drosophila microRNA genes[J]. Genome Biol,2003,4:R42,1-20.

[91] Legendre M, Lambert A, Gautheret D. Profile-based detection of microRNA precursors in animal genomes[J]. Bioinformatics,2005,21(7): 841-845.

[92] Hofacker I L. Vienna RNA secondary structure server [J]. Nucl AcidsRes,2003,31:3429-2431.

[93] Lee Y, Kim M, Han J, et al. MicroRNA genes are transcribed by RNA polymerase Ⅱ [J]. EMBO J,2004,23(20):4051-4060.

[94] Sempere L F, Freemantle S, Pitha-Rowe I, et al. Expression profiling of mammalian microRNAs uncovers a subset of brain-expressed microRNAs with possible roles in murine and human neuronal differentiation[J]. Genome Biol,2004,5(3):R13.

[95] Allawi H T, Dahlberg J E, Olson S, et al. Quantitation of microRNAs using a modified Invader assay[J]. RNA,2004,10(7):1153-1161.

[96] Liu C G,Calin G A, Meloon B, et al. An oligonucleotide microchip for genome-wide microRNA profiling in human and mouse tissues[J]. Proc Natl Acad Sci USA,2004,101(26):9740-9744.

[97] Esau C, Kang X, Peralta E, et al. MicroRNA-143 regulates adipocyte differentiation[J]. J Biol Chem,2004,279(50):52361-52365.

[98] Calin G A, Liu C G, Sevignani C, et al. MicroRNA profiling reveals distinct signatures in B cell chronic lymphocytic leukemias[J]. Proc Natl Acad Sci USA,2004,101(32):11755-11760.

[99] Miska E A, Alvarez-Saavedra E, Townsend M, et al. Microarray analysis of microRNA expression in the developing mammalian brain[J]. Genome Biol,2004,5(9):R68.

[100] Nelson P T, Baldwin D A, Scearce L M, et al. Microarray-based, high-throughput gene expression profiling of microRNAs[J]. Nat Methods, 2004,1:155-161.

[101] Chen X. A microRNA as a translational repressor of APETALA2 in Arabidopsis flower development[J]. Science, 2004, 303:2022-2025.

[102] Juarez M T, Kui J S, Thomas J, et al. MicroRNA-mediated repression of rolled leaf1 specifies maize leaf polarity[J]. Nature, 2004, 428(6978): 84-88.

[103] Johnson S M, Lin S Y, Slack F J. The time of appearance of the C. elegans let-7 microRNA is transcriptionally controlled utilizing a temporal regulatory element in its promoter[J]. Dev Biol, 2003, 259(2):364-379.

[104] Mansfield J H, Harfe B D, Nissen R, et al. MicroRNA-responsive "sensor" transgenes uncover Hox-like and other developmentally regulated patterns of vertebrate microRNA expression[J]. Nat Genet, 2004, 36(10):1079-1083.

[105] Lee R C, Feinbaum R L, Ambros V. The C. elegans heterochronic gene lin-4 encodes small RNAs with antisense complementarity to lin-14[J]. Cell, 1993, 75:843-854.

[106] Reinhart B J, Slack F J, Basson M, et al. The 21 nucleotide let-7 RNA regulates developmental timing in Caenorhabditis elegans[J]. Nature, 2000, 403:901-906.

[107] Hipfner D R, Weigmann K, Cohen S M. The bantam gene regulates Drosophila growth[J]. Genetics, 2002, 161:1527-1537.

[108] Brennecke J, Hipfner D R, Stark A, et al. bantam encodes a developmentally regulated microRNA that controls cell proliferation and regulates the proapoptotic gene hid in Drosophila[J]. Cell, 2003, 113:25-36.

[109] Johnston R J, Hobert O. A microRNA controlling left/right neuronal asymmetry in Caenorhabditis elegans[J]. Nature, 2003, 426:845-849.

[110] Chen C Z, Li L, Lodish H F, et al. MicroRNAs modulate hematopoietic lineage differentiation[J]. Science, 2004, 303:83-86.

[111] Xu P, Vernooy S Y, Guo M, et al. The Drosophila microRNA mir-14 suppresses cell death and is required for normal fat metabolism[J]. Curr Biol, 2003, 13:790-795.

[112] Stark A, Brennecke J, Russell R B, et al. Identification of Drosophila microRNA targets[J]. PLOS Biol, 2003, 1:E60.

[113] Enright A J, John B, Gaul U, et al. MicroRNA targets in Drosophila[J]. Genome Biol, 2003, 5:R1.

[114] Lewis B P, Shih I, Jones-Rhoades M W, et al. Prediction of mammalian microRNA targets[J]. Cell, 2003, 115:787-798.

[115] Kiriakidou M, Nelson P T, Kouranov A, et al. A combined computational-experimental approach predicts human microRNA targets[J]. Genes Dev, 2004,18(10):1165-1178.

[116] Rehmsmeier M, Steffen P, Hochsmann M, et al. Fast and effective prediction of microRNA/target duplexes [J]. RNA, 2004, 10 (10): 1507-1517.

[117] Krek A, Grun D, Poy M N, et al. Combinatorial microRNA target predictions[J]. Nat Genetics, 2005, 37:495-500.

[118] John B, Enright A J, Aravin A, et al. Human microRNA Targets[J]. Plos Biol, 2004, 2(11):e363.

[119] Fire A, Xu S, Montgomery M K, et al. Potent and specific genetic interference by double-stranded RNA in Caenorhabditis elegans [J]. Nature, 1998, 391:806-811.

[120] Ambros V. Development. Dicing up RNAs [J]. Science, 2001, 293: 811-813.

[121] Jopling C L, Yi M, Lancaster A M, et al. Modulation of hepatitis C virus RNA abundance by a liver-specific MicroRNA[J]. Science, 2005, 309: 1577-1581.

[122] Vasudevan S, Tong Y, Steitz J A. Switching from repression to activation: microRNAs can up-regulate translation[J]. Science, 2007, 318:1931-1934.

[123] Jones-Rhoades M W, Bartel D P, Bartel B. MicroRNAs and their regulatory roles in plants[J]. Annu Rev Plant Biol, 2006, 57:19-53.

[124] Bushati N, Cohen S M. MicroRNA functions[J]. Annu Rev Cell Dev Biol, 2007, 23:175-205.

[125] Chang T C, Mendell J T. MicroRNAs in vertebrate physiology and human disease[J]. Annu Rev Genomics Hum Genet, 2007, 8:215-239.

[126] Garzon R, Calin G A, Croce C M. MicroRNAs in Cancer[J]. Annu Rev Med, 2009, 60:167-179.

[127] Zhao T, Li G, Mi S, Li S, et al. A complex system of small RNAs in the unicellular green alga Chlamydomonas reinhardtii[J]. Genes Dev, 2007, 21:1190-1203.

[128] Zhao Y, Samal E, Srivastava D. Serum response factor regulates a muscle-

specific microRNA that targets Hand2 during cardiogenesis[J]. Nature, 2005,436:214-220.

[129] Chen J F,Mandel E M,Thomson J M, et al. The role of microRNA-1 and microRNA-133 in skeletal muscle proliferation and differentiation[J]. Nat Genet,2006,38:228-233.

[130] Fazi F,Rosa A,Fatica A,et al. A minicircuitry comprised of microRNA-223 and transcription factors NFI-A and C/EBPalpha regulates human granulopoiesis[J]. Cell,2005,123:819-831.

[131] Naguibneva I, Ameyar-Zazoua M, Polesskaya A, et al. The microRNA miR-181 targets the homeobox protein Hox-A11 during mammalian myoblast differentiation[J]. Nat Cell Biol,2006,8:278-284.

[132] Gangaraju V K,Lin H. MicroRNAs:key regulators of stem cells[J]. Nat Rev Mol Cell Biol,2009,10:116-125.

[133] Chen C Z, Li L, Lodish H F, et al. MicroRNAs modulate hematopoietic lineage differentiation[J]. Science,2004,303:83-86.

[134] Fontana L, Pelosi E, Greco P, et al. MicroRNAs 17-5p-20a-106a control monocytopoiesis through AML1 targeting and M-CSF receptor upregulation[J]. Nat Cell Biol,2007,9:775-787.

[135] Thai T H,Calado D P,Casola S, et al. Regulation of the germinal center response by microRNA-155[J]. Science,2007,316:604-608.

[136] Rodriguez A, Vigorito E, Clare S, et al. Requirement of bic/microRNA-155 for normal immune function[J]. Science,2007,316:608-611.

[137] Takahashi K, Yamanaka S. Induction of pluripotent stem cells from mouse embryonic and adult fibroblast cultures by defined factors[J]. Cell,2006,126:663-676.

[138] Takahashi K, Tanabe K, Ohnuki M, et al. Induction of pluripotent stem cells from adult human fibroblasts by defined factors[J]. Cell,2007; 131:861-872.

[139] Yu J,Vodyanik M A,Smuga-Otto K, et al. Induced pluripotent stem cell lines derived from human somatic cells[J]. Science,2007,318:1917-1920.

[140] Vogel G. Breakthrough of the year. Reprogramming Cells[J]. Science, 2008,322:1766-1767.

[141] Melton C,Judson R L,Blelloch R. Opposing microRNA families regulate self-renewal in mouse embryonic stem cells[J]. Nature,463:621-626.

[142] Judson R L, Babiarz J E, Venere M, Blelloch R. Embryonic stem cell-specific microRNAs promote induced pluripotency[J]. Nat Biotechnol, 2009,27:459-461.

[143] Croce C M. Causes and consequences of microRNA dysregulation in cancer[J]. Nat Rev Genet,2009,10:704-714.

[144] Lee Y S, Dutta A. MicroRNAs in cancer[J]. Annu Rev Pathol,2009,4:199-227.

[145] Calin G A, Ferracin M, Cimmino A, et al. A MicroRNA signature associated with prognosis and progression in chronic lymphocytic leukemia[J]. N Engl J Med,2005,353:1793-1801.

[146] Yu S L, Chen H Y, Chang G C, et al. MicroRNA signature predicts survival and relapse in lung cancer[J]. Cancer Cell,2008,13:48-57.

[147] Calin G A, Sevignani C, Dumitru C D, et al. Human microRNA genes are frequently located at fragile sites and genomic regions involved in cancers[J]. Proc Natl Acad Sci USA,2004,101:2999-3004.

[148] Lee Y S, Dutta A. MicroRNAs in cancer[J]. Annu Rev Pathol,2009,4:199-227.

[149] Dews M, Homayouni A, Yu D, et al. Augmentation of tumor angiogenesis by a Myc-activated microRNA cluster[J]. Nat Genet, 2006, 38:1060-1065.

[150] Kota J, Chivukula R R, O'Donnell K A, et al. Therapeutic microRNA delivery suppresses tumorigenesis in a murine liver cancer model[J]. Cell, 2009,137:1005-1017.

[151] Lagos-Quintana M, Rauhut R, Meyer J, et al. New microRNAs from mouse and human[J]. RNA,2003,9:175-179.

[152] Ambros V, Lee R C. Identification of microRNAs and other tiny noncoding RNAs by cDNA cloning[J]. Methods Mol Biol, 2004, 265:131-158.

[153] Aravin A A, Lagos-Quintana M, Yalcin A, et al. The small RNA profile during Drosophila melanogaster development [J]. Dev Cell, 2003, 5:337-350.

[154] Dostie J, Mourelatos Z, Yang M, et al. Numerous microRNPs in neuronal cells containing novel microRNAs[J]. RNA,2003,9:180-186.

[155] Sempere L F, Freemantle S, Pitha-Rowe I, et al. Expression profiling of

mammalian microRNAs uncovers a subset of brain-expressed microRNAs with possible roles in murine and human neuronal differentiation[J]. Genome Biol,2004,5(3):R13.

[156] Zanette D L,Rivadavia F,Molfetta G A,et al. MiRNA expression profiles in chronic lymphocytic and acute lymphocytic leukemia[J]. Braz J Med Biol Res,2007,40(11):1435-1440.

[157] Venturini L,Battmer K,Castoldi M,et al. Expression of the miR-17-92 polycistron in chronic myeloid leukemia (CML) CD34+cells[J]. Blood, 2007,109(10):4399-4405.

[158] Lu J,Getz G,Miska E A,et al. MicroRNA expression profiles classify human cancers[J]. Nature,2005,435(7043):834-838.

[159] Mi S,Lu J,Sun M,et al. MicroRNA expression signatures accurately discriminate acute lymphoblastic leukemia from acute myeloid leukemia [J]. Proc Natl Acad Sci USA,2007,104(50):19971-19976.

[160] Garzon R,Volinia S,Liu C G,et al. MicroRNA signatures associated with cytogenetics and prognosis in acute myeloid leukemia[J]. Blood,2008,111 (6):3183-3189.

[161] Marcucci G,Radmacher M D,Maharry K,et al. MicroRNA expression in cytogenetically normal acute myeloid leukemia[J]. N Engl J Med,2008, 358(18):1919-1928.

[162] Zhang H,Luo X Q,Zhang P,et al. MicroRNA patterns associated with clinical prognostic parameters and CNS relapse prediction in pediatric acute leukemia[J]. PLoS One,2009,4:e7826.

[163] Chen X. A microRNA as a translational repressor of APETALA2 in Arabidopsis flower development[J]. Science,2004,303:2022-2025.

[164] Juarez M T,Kui J S,Thomas J,et al. MicroRNA-mediated repression of rolled leaf1 specifies maize leaf polarity[J]. Nature,2004,428(6978): 84-88.

[165] Johnson S M,Lin S Y,Slack F J. The time of appearance of the C. elegans let-7 microRNA is transcriptionally controlled utilizing a temporal regulatory element in its promoter[J]. Dev Biol,2003,259(2):364-379.

[166] Mansfield J H,Harfe B D,Nissen R,et al. MicroRNA-responsive "sensor" transgenes uncover Hox-like and other developmentally regulated patterns of vertebrate microRNA expression[J]. Nat Genet, 2004, 36

(10):1079-83.

[167] Marton S, Garcia M R, Robello C, et al. Small RNAs analysis in CLL reveals a deregulation of miRNA expression and novel miRNA candidates of putative relevance in CLL pathogenesis[J]. Leukemia, 2008, 22(2): 330-338.

[168] Takada S, Yamashita Y, Berezikov E, et al. MicroRNA expression profiles of human leukemias[J]. Leukemia, 2008, 22:1274-1278.

[169] Kuchenbauer F, Morin R D, Argiropoulos B, et al. In-depth characterization of the microRNA transcriptome in a leukemia progression model[J]. Genome Res, 2008, 18:1787-1797.

[170] Bentwich I, Avniel A, Karov Y, et al. Identification of hundreds of conserved and nonconserved human microRNAs[J]. Nat Genet, 2005, 37: 766-770.

[171] Berezikov E, Thuemmler F, van Laake L W, et al. Diversity of microRNAs in human and chimpanzee brain[J]. Nat Genet, 2006, 38:1375-1377.

[172] David P B. MicroRNAs: genomics, biogenesis, mechanism, and function [J]. Cell, 2004, 116:281-297.

[173] Bartel D P, Chen C Z. Micromanagers of gene expression: the potentially widespread influence of metazoan microRNAs[J]. Nat Rev Genet, 2004, 5 (5):396-400.

[174] He L, Hannon G J. MicroRNAs: small RNAs with a big role in gene regulation[J]. Nat Rev Genet, 2004, 5(7):522-531.

[175] Hipfner D R, Weigmann K, Cohen S M. The bantam gene regulates Drosophila growth[J]. Genetics, 2002, 161:1527-1537.

[176] Chang S, Johnston R J Jr, Frokjaer-Jensen C, et al. MicroRNAs act sequentially and asymmetrically to control chemosensory laterality in the nematode[J]. Nature, 2004, 430(7001):785-789.

[177] Yekta S, Shih I H, Bartel D P. MicroRNA-directed cleavage of HOXB8 mRNA[J]. Science, 2004, 304(5670):594-596.

[178] Brennecke J, Hipfner D R, Stark A, et al. Bantam encodes a developmentally regulated microRNA that controls cell proliferation and regulates the proapoptotic gene hid in Drosophila[J]. Cell, 2003, 113:25-36.

[179] Johnston R J, Hobert O. A microRNA controlling left/right neuronal asymmetry in Caenorhabditis elegans[J]. Nature, 2003, 426:845-849.

[180] Chen C Z,Li L,Lodish H F,et al. MicroRNAs modulate hematopoietic lineage differentiation[J]. Science,2004,303:83-86.

[181] Xu P,Vernooy S Y,Guo M,et al. The Drosophila microRNA mir-14 suppresses cell death and is required for normal fat metabolism[J]. Curr Biol,2003,13:790-795.

[182] Cole P D,Kamen B A. Delayed neurotoxicity associated with therapy for children with acute lymphoblastic leukemia[J]. Ment Retard Dev Disabil Res Rev,2006,12(3):174-183.

[183] Sanz M A,Grimwade D,Tallman M S,et al. Management of acute promyelocytic leukemia:recommendations from an expert panel on behalf of the European LeukemiaNet[J]. Blood,2009,113(9):1875-1891.

[184] Lange B J,Bostrom B C,Cherlow J M,et al. Double-delayed intensification improves event-free survival for children with intermediate-risk acute lymphoblastic leukemia:a report from the Children's Cancer Group[J]. Blood,2002,99:825-833.

[185] Bostrom B C,Sensel M R,Sather H N,et al. Dexamethasone versus prednisone and daily oral versus weekly intravenous mercaptopurine for patients with standard-risk acute lymphoblastic leukemia:a report from the Children's Cancer Group[J]. Blood,2003,101:3809-3817.

[186] Schotte D,Chau J C,Sylvester G,et al. Identification of new microRNA genes and aberrant microRNA profiles in childhood acute lymphoblastic leukemia[J]. Leukemia,2009,23(2):313-22.

[187] 马红霞,孟辉,李媛媛,等.32例小儿中枢神经系统白血病的治疗及随访研究[J].河南医药信息,2002,13:65-66.

[188] 夏焱,李文益,郭海霞,等.儿童急性淋巴细胞白血病微小残留病与复发的相关分析[J].中国当代儿科杂志,2002,3:11-13.

[189] 韩海燕,李志芹,卢艳.多色流式细胞术对40例急性白血病免疫分型的研究[J].标记免疫分析与临床,2007,(3):47-48.

[190] 王根杰.18例中枢神经白血病的临床诊治[J].中国现代医生,2009,20:12-13.

[191] Bonnet E,Wuyts J,Rouze P,et al. Evidence that microRNA precursors, unlike other non-coding RNAs,have lower folding free energies than random sequences[J]. Bioinformatics,2004,20:2911-2917.

[192] Clote P,Ferre F,Kranakis E,et al. Structural RNA has lower folding

energy than random RNA of the same dinucleotide frequency[J]. RNA, 2005,11:578-591.

[193] Washietl S,Hofacker I L,Stadler P F,et al. Fast and reliable prediction of noncoding RNAs[J]. Proc Natl Acad Sci USA,2005,102:2454-2459.

[194] Friedlander M R,Chen W,Adamidi C,et al. Discovering microRNAs from deep sequencing data using miRDeep[J]. Nat Biotechnol, 2008, 26: 407-415.

[195] Ruby J G,Jan C,Player C,et al. Large-scale sequencing reveals 21U-RNAs and additional microRNAs and endogenous siRNAs in C. elegans [J]. Cell,2006,127:1193-1207.

[196] O'Toole A S, Miller S, Haines N, et al. Comprehensive thermodynamic analysis of 3'double-nucleotide overhangs neighboring Watson-Crick terminal base pairs[J]. Nucleic Acids Res,2006,34:3338-3344.

[197] Ro S, Park C, Young D, et al. Tissue-dependent paired expression of miRNAs[J]. Nucleic Acids Res,2007,35:5944-5953.

[198] Seitz H,Ghildiyal M,Zamore P D. Argonaute loading improves the 5′ precision of both MicroRNAs and their miRNA strands in flies[J]. Curr Biol,2008,18:147-151.

[199] Narayan S,Chandra J,Sharma M,et al. Expression of apoptosis regulators Bcl-2 and Bax in childhood acute lymphoblastic leukemia [J]. Hematology,2007,12:39-43.

[200] Wojcik I,Szybka M,Golanska E,et al. Abnormalities of the P53,MDM2, BCL2 and BAX genes in acute leukemias[J]. Neoplasma, 2005, 52: 318-324.

[201] Del Gaizo Moore V, Schlis K D, et al. BCL2 dependence and ABT-737 sensitivity in acute lymphoblastic leukemia [J]. Blood, 2008, 111: 2300-2309.

[202] Wang X,Asplund A C,Porwit A,et al. The subcellular Sox11 distribution pattern identifies subsets of mantle cell lymphoma:correlation to overall survival[J]. Br J Haematol,2008,143:248-252.

[203] Bergsland M,Werme M,Malewicz M,et al. The establishment of neuronal properties is controlled by Sox4 and Sox11[J]. Genes Dev,2006,20:3475-3486.

[204] Zhang H, Yang J H, Zheng Y S, et al. Genome-wide analysis of small

RNA and novel MicroRNA discovery in human acute lymphoblastic leukemia based on extensive sequencing approach[J]. PLoS One,2009,4(9):e6849.

[205] Alizadeh Sh,Kaviani S,Soleimani M,et al. Mir-55 inhibition can reduce cell proliferation and induce apoptosis inJurkat (Acute T cell Leukemia) cell line[J]. Iran J Ped Hematol Oncol,2014,4(4):141-150.

[206] Eis P S,Tam W,Sun L,et al. Accumulation of miR-155 and BIC RNA in human B cell lymphomas[J]. Proc Natl Acad Sci USA,2005,102(10):2627-2632.

[207] Esquela-Kerscher A,Slack F J. Oncomirs microRNAs with a role in cancer[J]. Nat Rev,2006,6(4):259-269.

[208] Nikiforova M N,Tseng G C,Steward D,et al. MicroRNA expression profiling of thyroid tumors: biological significance and diagnostic utility [J]. J Clin Endocrinol Metab,2008,93(5):1600-1608.

[209] Szafranska A E,Davison T S,John J,et al. MicroRNA expression alterations are linked to tumorigenesis and non-neoplastic processes in pancreatic ductal adenocarcinoma[J]. Oncogene,2007,26(30):4442-4452.

[210] Yanaihara N,Caplen N,Bowman E,et al. Unique microRNA molecular profiles in lung cancer diagnosis and prognosis[J]. Cancer Cell,2006,9(3):189-198.

[211] Gottwein E,Mukherjee N,Sachse C,et al. A viral microRNA functions as an orthologue of cellular miR-155 [J]. Nature, 2007, 450 (7172):1096-1099.

[212] Ovcharenko D,Kelnar K,Johnson C,et al. Pathway identify small RNA modulators of trail-induced apoptosis genome-scale microrna and small interfering rna screens[J]. Cancer Res,2007,67(22):10782-10788.

[213] Tan Y S,Kim M,Kingsbury T J,et al. Regulation of RAB5C is important for the growth inhibitory effects of MiR-509 in human precursor-B acute lymphoblastic leukemia[J]. PLoS One,2014 Nov 4,9(11):e111777.

[214] Bassan R,Hoelzer D. Modern therapy of acute lymphoblastic leukemia [J]. J Clin Oncol,2011,29:532-543.

[215] Hunger S P,Raetz E A,Loh M L,et al. Improving outcomes for high-risk ALL: Translating new discoveries into clinical care[J]. Pediatr Blood Cancer,2011,56:984-993.

[216] Raetz E A, Bhatla T. Where do we stand in the treatment of relapsed acute lymphoblastic leukemia? [M] Hematology Am Soc Hematol Educ Program, 2012: 129-136.

[217] Cheng W C, Kingsbury T J, Wheelan S J, et al. A simple highthroughput technology enables gain-of-function screening of human microRNAs[J]. BioTechniques, 2013, 54: 77-86.

[218] Mavrakis K J, Wolfe A L, Oricchio E, et al. Genome-wide RNA-mediated interference screen identifies miR-19 targets in notch-induced T-cell acute lymphoblastic leukaemia [J]. Nat Cell Biol, 12: 2010, 372-379. 10.1038/ncb2037.

[219] Eekels J J, Pasternak A O, Schut A M, et al. (2012) A competitive cell growth assay for the detection of subtle effects of gene transduction on cell proliferation[J]. Gene Ther, 2011, 19: 1058-1064.

[220] Rampersad S N. Multiple applications of alamar blue as an indicator of metabolic function and cellular health in cell viability bioassays[J]. Sensors (Basel), 2012, 12: 12347-12360.

[221] Kaplan I M, Morisot S, Heiser D, et al. Deletion of tristetraprolin caused spontaneous reactive granulopoiesis by a non-cell autonomous mechanism without disturbing long-term hematopoietic stem cell quiescence[J]. J Immunol, 2011, 186: 2826-2834.

[222] Grimson A, Farh K K, Johnston W K, et al. MicroRNA targeting specificity in mammals: Determinants beyond seed pairing[J]. Mol Cell, 2007, 27: 91-105.

[223] Wang X. MiRDB: a microRNA target prediction and functional annotation database with a wiki interface[J]. RNA, 2008, 14: 1012-1017.

[224] Wang X, El Naqa I M. Prediction of both conserved and nonconserved microRNA targets in animals[J]. Bioinformatics, 2008, 24: 325-332.

[225] Barretina J, Caponigro G, Stransky N, et al. The cancer cell line encyclopedia enables predictive modelling of anticancer drug sensitivity [J]. Nature, 2012, 483: 603-607.

[226] Lv M, Zhang X, Jia H, et al. An oncogenic role of miR-142-3p in human T-cell acute lymphoblastic leukemia (T-ALL) by targeting glucocorticoid receptor-α and cAMP/PKA pathways [J]. Leukemia, 2012, 26 (4): 769-777.

[227] Chen C Z, Li L, Lodish H F, et al. MicroRNAs modulate hematopoietic lineage differentiation[J]. Science, 2004, 303:83-86.

[228] Merkerova M, Belickova M, Bruchova H. Differential expression of microRNAs in hematopoietic cell lineages[J]. Eur J Haematol, 2008, 81: 304-310.

[229] Huang B, Zhao J, Lei Z, et al. MiR-142-3p restricts cAMP production in CD4+CD25-T cells and CD4+CD25+ TREG cells by targeting AC9 mRNA[J]. EMBO Rep, 2009, 10:180-185.

[230] Tamir A, Granot Y, Isakov N. Inhibition of T lymphocyte activation by cAMP is associated with down-regulation of two parallel mitogen-activated protein kinase pathways, the extracellular signal-related kinase and c-Jun N-terminal kinase[J]. J Immunol, 1996, 157:1514-1522.

[231] Lerner A, Kim D H, Lee R. The cAMP signaling pathway as a therapeutic target in lymphoid malignancies[J]. Leuk Lymphoma, 2000, 37:39-51.

[232] Gauwerky C E, Huebner K, Isobe M, et al. Activation of MYC in a masked t(8;17) translocation results in an aggressive B-cell leukemia[J]. Proc Natl Acad Sci USA, 1989, 86:8867-8871.

[233] Skalhegg B S, Tasken K. Specificity in the cAMP/PKA signaling pathway. Differential expression, regulation, and subcellular localization of subunits of PKA[J]. Front Biosci, 2000, 5:D678-D693.

[234] Schwede F, Maronde E, Genieser H, et al. Cyclic nucleotide analogs as biochemical tools and prospective drugs[J]. Pharmacol Ther, 2000, 87:199-226.

[235] Rothermel J D, Stec W J, Baraniak J, et al. Inhibition of glycogenolysis in isolated rat hepatocytes by the Rp diastereomer of adenosine cyclic 30,50-phosphorothioate[J]. J BiolChem, 1983, 258:12125-12128.

[236] Frankfurt O, Rosen S T. Mechanisms of glucocorticoid-induced apoptosis in hematologic malignancies: updates[J]. Curr Opin Oncol, 2004, 16:553-563.

[237] Sionov R V, Spokoini R, Kfir-Erenfeld S, et al. Mechanisms regulating the susceptibility of hematopoietic malignancies to glucocorticoid-induced apoptosis[J]. Adv Cancer Res, 2008, 101:127-248.

[238] Ploner C, Schmidt S, Presul E, et al. Glucocorticoid-induced apoptosis and glucocorticoidresistance in acute lymphoblastic leukemia[J]. J Steroid

Biochem Mol Biol,2005,93:153-160.

[239] Schmidt S, Irving J A, Minto L, et al. Glucocorticoid resistance in two key models of acutemlymphoblastic leukemia occurs at the level of the glucocorticoid receptor[J]. FASEB J,2006,20:2600-2602.

[240] Schmidt S, Rainer J, Ploner C, et al. Glucocorticoid-induced apoptosis and glucocorticoid resistance: molecular mechanisms and clinical relevance[J]. Cell Death Differ,2004,11:S45-S55.

[241] Ji Z, Mei F C, Johnson B H, et al. Protein kinase A, not Epac, suppresses hedgehog activity and regulates glucocorticoid sensitivity in acute lymphoblastic leukemia cells[J]. J Biol Chem,2007,282:37370-37377.

[242] Sonoki T, Iwanaga E, Mitsuya H, et al. Insertion of microRNA-125b-1, a human homologue of lin-4, into a rearranged immunoglobulin heavy chain gene locus in a patient with precursor B-cell acute lymphoblastic leukemia [J]. Leukemia,2005,19(11):2009-2010.

[243] Kuppers R, Dalla-Favera R. Mechanisms of chromosomal translocations in B cell lymphomas[J]. Oncogene,2001,20:5580-5594.

[244] Sonoki T, Iwanaga E, Mitsuya H, et al. Ovarian relapse seven years after bone marrow transplantation for B-cell acute lymphoblastic leukemia: an unusual Krukenberg tumor[J]. Am J Hematol,2005,80:75-76.

[245] Ambros V. The functions of animal microRNAs[J]. Nature,2004,431: 350-355.

[246] Lagos-Quintana M, Rauhut R, Yalcin A, et al. Identification of tissue-specific microRNAs from mouse[J]. Curr Biol,2002,12:735-739.

[247] Nadia F, Laura F, Elvira P, et al. MicroRNAs 221 and 222 inhibit normal erythropoiesis and erythroleukemic cell growth via kit receptor down-modulation[J]. Proc Natl Acad Sci USA,2005,102(50):18081-18086.

[248] Kawasaki H, Taira K. MicroRNA-196 inhibits HOXB8 expression in myeloid differentiation of HL60 cells[J]. Nucleic Acids Symp Ser (Oxf), 2004,48:211-221.

[249] Knoepfler P S, Sykes D B, Pasillas M, et al. HoxB8 requires its Pbx-interaction motif to block differentiation of primary myeloid progenitors and of most cell line models of myeloid differentiation[J]. Oncogene, 2001,20(39):5440-5448.

[250] Nakamura T, Canaani E, Croce C M. Oncogenic ALL1 fusion proteins

target Drosha-mediated microRNA processing[J]. Proc Natl Acad Sci USA,2007,104:10980-10985.

[251] Garzon R, Pichiorri F, Palumbo T, et al. MicroRNA gene expression during retinoic acid-induced differentiation of human acute promyelocytic leukemia[J]. Oncogene,2007,26(28):4148-4157.

[252] Fazi F, Rosa A, Fatica A, et al. A minicircuitry comprised of miRNA-223 and transcription factors NFI-A and C/EBPalpha regulates human granulopoiesis[J]. Cell,2005,123(5):819-831.

[253] Debernardi S, Skoulakis S, Molloy G, et al. MicroRNA miR-181a correlates with morphological sub-class of acute myeloid leukaemia and the expression of its target genes in global genome-wide analysis[J]. Leukemia,2007,21(5):912-916.

[254] Jongen L M, Sun S M, Dijkstra M K, et al. MicroRNA expression profiling in relation to the genetic heterogeneity of acute myeloid leukemia[J]. Blood,2008,111(10):5078-5085.

[255] Li Z, Luo R T, Mi S, et al. Consistent deregulation of gene expression between human and murine MLL rearrangement leukemias[J]. Cancer Res,2009,69:1109-1116.

[256] Chen C Z. MicroRNAs as oncogenes and tumor suppressors[J]. N Engl J Med,2005,353(17):1768-1771.

[257] Fontana L, Pelosi E, Greco P, et al. MicroRNAs 17-5p-20a-106a control monocytopoiesis through AML1 targeting and M-CSF receptor upregulation[J]. Nat Cell Biol,2007,9:775-787.

[258] Han Y C, Park C Y, Bhagat G, et al. MicroRNA-29a induces aberrant self-renewal capacity in hematopoietic progenitors, biased myeloid development, and acute myeloid leukemia[J]. J Exp Med, 2010, 207: 475-489.

[259] Bousquet M, Quelen C, Rosati R, et al. Myeloid cell differentiation arrest by miR-125b-1 in myelodysplasic syndrome and acute myeloid leukemia with the t(2;11)(p21;q23) translocation[J]. J Exp Med, 2008, 205: 2499-2506.

[260] Ross D W. Cancer: the emerging molecular biology[J]. Hosp Pract,2000, 35(1):636-634,67-74.

[261] Careccia S, Mainardi S, Pelosi A, et al. Restricted signature of miRNAs

distinguishes APL blasts from normal Promyelocytes[J]. Oncogene, 2009,28:4034-4040.

[262] O'Connell R M, Rao D S, Chaudhuri A A, et al. Sustained expression of microRNA-155 in hematopoietic stem cells causes a myeloproliferative disorder[J]. J Exp Med,2008,205:585-594.

[263] Schotte D, Chau J C, Sylvester G, et al. Identification of new microRNA genes and aberrant microRNA profiles in childhood acute lymphoblastic leukemia[J]. Leukemia,2009,23(2):313-322.

[264] Galm O, Herman J G, Baylin S B. The fundamental role of epigenetics in hematopoietic malignancies[J]. Blood Rev,2006,20(1):1-13.

[265] Johansen L M, Iwama A, Lodie T A, et al. c-Myc is a critical target for C/EBPα lpha in granulopoiesis[J]. Mol Cell Biol,2001,21(11):3789-3806.

[266] Pabst T, Mueller B U, Harakawa N, et al. AML1-ETO downregulates the granulocytic differentiation factor C/EBPα lpha in t(8:21) myeloid leukemia[J]. Nat Med,2001,7(4):444-451.

[267] Lujambio A, Ropero S, Ballestar E, et al. Genetic unmasking of an epigenetically silenced microRNA in human cancer cells[J]. Cancer Res, 2007,67(4):1424-1429.

[268] Matushansky I, Radparvar F, Skoultchi A I. CDK6 blocks differentiation: coupling cell proliferation to the block to differentiation in leukemic cells [J]. Oncogene,2003,22(27):4143-414.

[269] Grossel M J, Hinds P W. Beyond the cell cycle: a new role for Cdk6 in differentiation[J]. J Cell Biochem,2006,97(3):485-493.

[270] Hirai H, Kawanishi N, Iwasawa Y. Recent advances in the development of selective small molecule inhibitors for cyclin-dependent kinases[J]. Curr Top Med Chem,2005,5(2):167-179.

[271] Bueno M J, Pérez de Castro I, et al. Genetic and epigenetic silencing of microRNA-203 enhances ABL1 and BCR-ABL1 oncogene expression[J]. Cancer Cell,2008,13(6):496-506.

[272] Han Y C, Park C Y, Bhagat G, et al. MicroRNA-29a induces aberrant self-renewal capacity in hematopoietic progenitors, biased myeloid development, and acute myeloid leukemia[J]. J Exp Med, 2010, 207: 475-489.

[273] Rosa A, Ballarino M, Sorrentino A, et al. The interplay between the

master transcription factor PU. 1 and miR-424 regulates human monocyte/macrophage differentiation[J]. Proc Natl Acad Sci USA,2007, 104:19849-19854.

[274] Leite K R, Sousa-Canavez J M, Reis S T, et al. Change in expression of miR-let7c, miR-100, and miR-218 from high grade localized prostate cancer to metastasis[J]. Urol Oncol,2011,29(3):265-269.

[275] Shi W, Alajez N M, Bastianutto C, et al. Significance of Plk1 regulation by miR-100 in human nasopharyngeal cancer[J]. Int J Cancer, 2010, 126: 2036-2048.

[276] Ji Y, Studzinski G P. Retinoblastoma protein and CCAAT/enhancer-binding protein beta are required for 1,25-dihydroxyvitamin D3-induced monocytic differentiation of HL60 cells[J]. Cancer Res, 2004, 64: 370-377.

[277] Sinha S, Singh R K, Alam N, et al. Frequent alterations of hMLH1 and RBSP3/HYA22 at chromosomal 3p22. 3 region in early and late-onset breast carcinoma: clinical and prognostic significance[J]. Cancer Sci, 2008,99:1984-1991.

[278] Senchenko V N, Anedchenko E A, Kondratieva T T, et al. Simultaneous down-regulation of tumor suppressor genes RBSP3/CTDSPL, NPRL2/G21 and RASSF1A in primary non-small cell lung cancer[J]. BMC Cancer,2010,10:75.

[279] Vladimir I K, Li J F, Wang F L, et al. RBSP3 (HYA22) is a tumor suppressor gene implicated in major epithelial malignancies[J]. Proc Natl Acad Sci USA,2004,101 (14):4906-4911.

[280] Ghosh A, Ghosh S, Maiti G P, et al. Frequent alterations of the candidate genes hMLH1,ITGA9 and RBSP3 in early dysplastic lesions of head and neck: Clinical and prognostic significance[J]. Cancer Sci, 2010, 101: 1511-1520.

[281] Burkhart D L, Sage J. Cellular mechanisms of tumour suppression by the retinoblastoma gene[J]. Cancer Biology Program,2008,8:671-680.

[282] Garzon R, Heaphy C E, Havelange V, et al. MicroRNA 29b functions in acute myeloid leukemia[J]. Blood,2009,114:5331-5341.

[283] Liu S, Wu L C, Pang J, et al. Sp1/NFkappaB/HDAC/miR-29b regulatory network in KIT-driven myeloid leukemia[J]. Cancer Cell, 2010, 17:

333-347.

[284] Pigazzi M, Manara E, Baron E, et al. MiR-34b targets cyclic AMP-responsive element binding protein in acute myeloid leukemia[J]. Cancer Res,2009,69:2471-2478.

[285] Lee Y, Ahn C, Han J, et al. The nuclear RNase III Drosha initiates microRNA processing[J]. Nature,2003,425:415-419.

[286] Wang X, Li J, Dong K, et al. Tumor suppressor miR-34a targets PD-L1 and functions aspotential immunotherapeutic target in acute myeloidleukemia[J]. Cell Signal,2015,27(3):443-452.

[287] Cresswell P, Ackerman A L, Giodini A, et al. Mechanisms of MHC class I-restricted antigen processing and cross-presentation[J]. Immunol Rev, 2005,207:145-157.

[288] Raghavan M, Del Cid N, Rizvi S M, et al. MHC class I assembly: out and about[J]. Trends Immunol,2008,29(9):436-443.

[289] Kalergis A M, Boucheron N, Doucey M A, et al. Efficient T cell activation requires an optimal dwell-time of interaction between the TCR and the pMHC complex[J]. Nat Immunol, 2001, 2(3): 229-234.

[290] Cunha L L, Marcello M A, Morari E C, et al. Differentiated thyroid carcinomas may elude the immune system by B7H1 upregulation. Endocr [J]. Relat Cancer, 2013, 20(1): 103-110.

[291] Francisco L M, Salinas V H, Brown K E, et al. PD-L1 regulates the development, maintenance, and function of induced regulatory T cells [J]. J Exp Med, 2009,206(13):3015-3029.

[292] Yang W, Song Y, Lu Y L, et al. Increased expression of programmed death (PD)-1 and its ligand PD-L1 correlates with impaired cell-mediated immunity in high-risk human papillomavirus-related cervical intraepithelial neoplasia[J]. Immunology, 2013,139(4):513-522.

[293] 刘书漫,孟青,张钦宪,等. B7-H1 及其受体 PD-1 在胃癌组织中的表达与意义[J]. 中华肿瘤杂志,2008,30:192-195.

[294] Chen C Z. MicroRNAs as oncogenes and tumor suppressors[J]. N Engl J Med, 2005, 353(17):1768-1771.

[295] O'Donnell K A, Wentzel E A, Zeller K I, et al. c-Myc-regulated microRNAs modulate E2F1 expression[J]. Nature, 2005, 435(7043): 839-843.

[296] Li X, Zhang Y, Shi Y, et al. MicroRNA-107, an oncogene microRNA that regulates tumour invasion and metastasis by targeting DICER1 in gastric cancer[J]. J Cell Mol Med, 2011, 15(9):1887-1895.

[297] Hino R, Kabashima K, Kato Y, et al. Tumor cell expression of programmed cell death-1 ligand 1 is a prognostic factor for malignant melanoma[J]. Cancer, 2010, 116(7):1757-1766.

[298] Hou J, Lin L, Zhou W, et al. Identification of miRNomes in human liver and hepatocellular carcinoma reveals miR-199a/b-3p as therapeutic target for hepatocellular carcinoma[J]. Cancer Cell, 2011, 19(2): 232-243.

[299] Guessous F, Zhang Y, Kofman A, et al,Abounader R. microRNA-34a is tumor suppressive in brain tumors and glioma stem cells[J]. Cell Cycle, 2010,9(6):1031-1036.

[300] Yamamura S, Saini S, Majid S, et al. MicroRNA-34a modulates c-Myc transcriptional complexes to suppress malignancy in human prostate cancer cells[J]. PLoS One, 2012,7(1):e29722.

[301] Parsa A T, Waldron J S, Panner A, et al. Loss of tumor suppressor PTEN function increases B7-H1 expression and immunoresistance in glioma[J]. Nat Med,2007, 13(1):84-88.

[302] Zhang Y, Zhang J, Xu K, et al. PTEN/PI3K/mTOR/B7-H1 signaling pathway regulates cell progression and immuno-resistance in pancreatic cancer[J]. Hepatogastroenterology, 2013,60(127):1766-1772.

[303] Ichikawa M, Yoshimi A, Nakagawa M, et al. A role for RUNX1 in hematopoiesis and myeloid leukemia[J]. Int J Hematol,2013,97:726-734.

[304] Lam K,Zhang D E. RUNX1 and RUNX1-ETO:roles in hematopoiesis and leukemogenesis[J]. Front Biosci (Landmark Ed),2012,17:1120-1139.

[305] Goyama S, Mulloy J C. Molecular pathogenesis of core binding factor leukemia: current knowledge and future prospects[J]. Int J Hematol, 2011,94:126-133.

[306] Hatlen M A, Wang L, Nimer S D. AML1-ETO driven acute leukemia: insights into pathogenesis and potential therapeutic approaches[J]. Front Med,2012,6:248-262.

[307] Mandoli A,Singh A A,Jansen P W, et al. CBFB-MYH11/RUNX1 together with a compendium of hematopoietic regulators, chromatin modifiers and basal transcription factors occupies self-renewal genes in inv (16) acute

myeloid leukemia[J]. Leukemia,2014,28:770-778.

[308] Ismail N,Wang Y,Dakhlallah D, et al. Macrophage microvesicles induce macrophage differentiation and miR-223 transfer[J]. Blood, 2013, 121: 984-995.

[309] Rodriguez-Ubreva J, Ciudad L, van Oevelen C, et al. C/EBPa-mediated activation of microRNAs 34a and 223 inhibits Lef1 expression to achieve efficient reprogramming into macrophages[J]. Mol Cell Biol, 2014, 34: 1145-1157.

[310] Felli N, Fontana L, Pelosi E, et al. MicroRNAs 221 and 222 inhibit normal erythropoiesis and erythroleukemic cell growth via kit receptor down-modulation[J]. Proc Natl Acad Sci USA,2005,102:s18081-s18086.

[311] Brioschi M, Fischer J, Cairoli R, et al. Down-regulation of microRNAs 222/221 in acute myelogenous leukemia with deranged core-binding factor subunits[J]. Neoplasia,2010,12:866-876.

[312] Cascavilla N, Musto P, D'Arena G, et al. CD117 (c-kit) is a restricted antigen of acute myeloid leukemia and characterizes early differentiative levels of M5 FAB subtype[J]. Haematologica,1998,83:392-397.

[313] Schwartz S, Heinecke A, Zimmermann M, et al. Expression of the C-kit receptor (CD117) is a feature of almost all subtypes of de novo acute myeloblastic leukemia (AML), including cytogenetically good-risk AML, and lacks prognostic significance[J]. Leuk Lymphoma,1999,34:85-94.

[314] Fontana L, Pelosi E, Greco P, et al. MicroRNAs 17-5p-20a-106a control monocytopoiesis through AML1 targeting and M-CSF receptor upregulation[J]. Nat Cell Biol,2007,9:775-787.

[315] Chen J, Odenike O, Rowley J D. Leukaemogenesis: more than mutant genes[J]. Nat Rev Cancer,2010,10:23-36.

[316] Mi S, Li Z, Chen P, et al. Aberrant overexpression and function of the miR-17-92 cluster in MLL-rearranged acute leukemia[J]. Proc Natl Acad Sci USA,2010,107:3710-3715.

[317] Li Z, Lu J, Sun M, et al. Distinct microRNA expression profiles in acute myeloid leukemia with common translocations[J]. Proc Natl Acad Sci USA,2008,105:15535-15540.

[318] Advani A S. Targeting the c-kit receptor in the treatment of acute myelogenous leukemia[J]. Curr Hematol Malig Rep,2006,1:101-107.

[319] Pekarsky Y, Santanam U, Cimmino A, et al. Tcl1 expression in CLL is regulated by miR-29 and miR-181 [J]. Cancer Res, 2006, 66 (24): 11590-11593.

[320] Fischer J, Rossetti S, Datta A, et al. MiR-17 deregulates a core RUNX1-miRNA mechanism of CBF acute myeloid leukemia[J]. Mol Cancer, 2015, 14(1):7.